Quintessence DENTAL **Implantology** 別冊

# 最新インプラント補綴
## ―デジタルとアナログの融合―

Osseointegration study club of Japan
オッセオインテグレイション・スタディクラブ・オブ・ジャパン
**17thミーティング 抄録集**

監修：三好敬三

編集：
寺本昌司　　岩田光弘　　小川洋一　　勝山英明
高井康博　　中川雅裕　　松井徳雄

本別冊は、2018年7月28日（土）、29日（日）に京王プラザホテル札幌にて開催された「オッセオインテグレイション・スタディクラブ・オブ・ジャパン17thミーティング」を再編集したものである。

クインテッセンス出版株式会社　2019

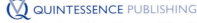

Berlin, Barcelona, Chicago, Istanbul, London, Milan, Moscow, New Delhi, Paris, Prague, São Paulo, Seoul, Singapore, Tokyo, Warsaw

## はじめに：会長の言葉

# OJ初となる北海道での年次ミーティング

OJ会長 三好敬三　Keizo Miyoshi

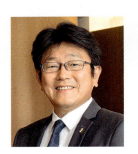

### OJ会長2年目

　OJ立ち上げの頃から理事としてお手伝いさせていただいて17年が過ぎました。OJは、以前からあるインプラント治療の研鑽を積もうとして集まった歯科医師やコ・デンタルスタッフのスタディグループが垣根を超えて、さらに日本におけるインプラント治療のレベルを進化させようと日々努力しているグループです。当初はスタディクラブ間の考え方や治療方針などの違いからぶつかり合うことも多々あったかと思いますが、今ではお互いを尊重しあい、それぞれの得意分野を教え合うまでに親睦も深められてきたと実感しております。

### 北海道でのOJ年次ミーティングの企画

　17年目を迎えるOJ年次ミーティングの開催地を決めるにあたり、OJの会員が少ない北海道を選択したのは会員増強と会員親睦の二つの目的がありました。理事からは「参加者が減るのでは」という懸念もありましたが、講演内容が充実していれば必ず参加者は確保できるはずだと信じて北海道に決定しました。

　そしてもう一つの目的である会員親睦も、大会前日にゴルフ大会を名門・小樽カントリークラブで開催するとともに、大会前後に美味しいものを食べたり小旅行に行かれたりとすべての面で満足された会員が多いのではないかと思います。

　今回の年次ミーティングの大テーマはインプラント補綴です。インプラント補綴にかかわるデジタルデンティストリーの進化には目を見張るものがあり、デジタルですべてが完結するように思われている面もあります。しかし、どこまでの精度があるのか、臨床上のメリット・デメリットなど、まだ検討しなければならないことがあります。そこで、従来法と比較して現時点での臨床応用可能な範囲とこれからのデジタルデンティストリーを小テーマとしました。もう1つの小テーマは、インプラント補綴の長期症例としました。長期症例から見えるさまざまな問題点の解決法を学べるようなプログラムの作成を企画委員の先生方にお願いしました。

### 盛況となったOJ年次ミーティング

　今年の年次ミーティングは7月28日（土）、29日（日）に京王プラザホテル札幌において開催されました。

　初日となる土曜日の午前中は、例年どおりミッドウィンターミーティングで選抜された6名の先生方に発表していただきました。その内容も審美を考慮したインプラント治療の進め方から技工メインテナンスまで、いずれもすばらしい内容で活発な質疑応答がなされました。その後、教育講演1で岩手医科大学歯学部補綴・インプラント学講座の近藤尚知教授に「エビデンス・ベースド・デジタルデンティストリー」という演題で講演していただきました。現時点でのデジタルを有効利用した臨床がどこまで可能になってきているかが最新の研究をもとに述べられ、たいへん興味深い講演内容でした。

　午後からはOJ正会員4名によるコンテストが行われました。いずれもすばらしく甲乙つけがたかったのですが、その中で甲斐智之先生がOJ Awardを受賞されました。9月28日にロサンゼルスで開催されるOSCSCのミーティングにおいて、ミッドウィンターミーティングの上位2名と正会員コンテスト優秀者1名の計3名に発表の機会が与えられます。今回は、安藤壮吾先生、吉野宏幸先生、甲斐智之先生の3名が発表されます。

2日目の日曜日は朝8時からはじまり、シンポジウム1「インプラント補綴Up to date-AnalogとDigitalの活用」では、杉元敬弘先生、市岡千春先生、夏堀礼二先生、山下恒彦先生に講演していただきました。従来の治療法とデジタルを活用した3Dでの咬合診断および印象採得から補綴までを比較検討しながら講演していただき、今できるデジタルの応用から将来展望について活発な議論がなされました。

　続いて教育講演2では「Modern Occlusal consideration for implant restoration」という演題で、ロサンゼルス開業でOSCSCの元会長であるKent T. Ochiai先生にご講演いただきました。OJはもともとOSCSCを模範として発足した会であり、例年Roy T. Yanase先生に講演をお願いしていましたが、今年はYanase先生からの症例やメッセージも交えてOchiai先生にOSCSCを代表してご講演をお願いしました。

　午後からは、シンポジウム2「長期症例から問題を探る─補綴的合併症と咬合、メインテナンス」という演題で、武田孝之先生、木原敏裕先生、桜井保幸先生に登壇していただき、長期症例から見えてきた問題について、外科、補綴、技工、メインテナンスの面から追求して、対応策を検討していただきました。ディスカッションでは、参加者の皆様と熱心な討論が繰り広げられました。

## 北海道での OJ年次ミーティングを終えて

　インプラント補綴という幅広いテーマでの年次ミーティングでありましたが、参加者にとっては大変意義深くこれからの臨床に役立つに違いないと自負しております。この内容を抄録集にしてもう一度再学習できる機会があることは、さらなる臨床の進化が期待できると思います。不参加だった先生方もこの抄録集を一読していただいて、次回のOJ年次ミーティングにぜひご参加いただければと思います。

　北海道での開催にあたりご尽力いただいたOJ理事、事務局、協賛企業の方々、特に北所弘行先生をはじめ北海道実行委員の先生方には、この誌面をお借りして再度感謝の気持ちをお伝えします。皆様本当にありがとうございました。

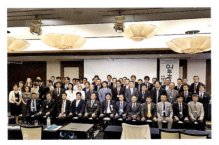
図1　年次ミーティングの演者と理事および実行委員での記念撮影。

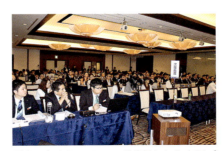
図2　年次ミーティングが行われた京王プラザホテル札幌。遠方からの参加者が多いにもかかわらずほぼ満席となり、各講演は熱気に包まれた。

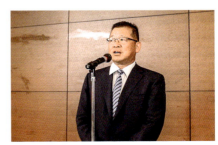
図3　OSCSCより元会長のKent T. Ochiai先生に訪日およびご講演いただいた。

# Osseointegration study club of Japan
オッセオインテグレイション・スタディクラブ・オブ・ジャパン
## CONTENTS

## 009 シンポジウム 1
### 最新インプラント補綴 Up to date ―AnalogとDigitalの活用

**010** 可視化時代におけるMulti-Digital Dentistry の展開：
歯科医療における "デジタル革命" そこにある期待と現実 ―――――― 杉元敬弘

**016** インプラント治療におけるデジタルデンティストリーの現状とヒューマンパワー
―――――――――――――――――――――――――――――――― 市岡千春

**022** 口腔内スキャナーを用いたデジタルインプラントデンティストリー ――― 夏堀礼二

**028** The new concept of esthetic digital implant dentistry ――――――――― 山下恒彦

## 035 シンポジウム 2
### 長期症例から問題を探る ―補綴的合併症と咬合、メインテナンス

**036** 長期症例から問題を探る ―特に力学的問題に対して― ――――――― 武田孝之

**042** 歯科治療を成功に導くために ―――――――――――――――――― 木原敏裕

**048** インプラント上部構造を無理なく作製できる条件 ――――――――― 桜井保幸

## 055 教育講演

**056** エビデンス・ベースド・デジタルデンティストリー
―インプラントナビゲーションシステム、CAD/CAM、口腔内スキャナーの臨床応用― ――― 近藤尚知

**062** 患者タイプにもとづく治療と将来予測 ――――――――――――― Kent T. Ochiai

# 067 会員発表

**068** 可動粘膜内縦切開を用いたGBRとCTGの併用
―唇側骨欠損を有する上顎前歯抜歯後即時インプラント埋入― ……………………… 増田英人

**074** 審美性を獲得するための硬・軟組織増生の調和 …………………………………… 長尾龍典

**080** インプラント臨床におけるデジタライゼーションの光と影
―基礎研究から見えてくるプロトコールの提案― ……………………………………… 西山貴浩

**086** 顎機能と調和したインプラント治療を目指して …………………………………… 西村和美

**092** インプラント治療における矯正学的分析を応用した咬合再構成 ………… 吉野宏幸

**098** 多数歯欠損に対しインプラントを用い咬合再構成を行った症例
―デジタルとアナログの相互補完を中心に― ……………………………………………… 安藤壮吾

# 105 正会員コンテスト

**106** MorphologyとFunctionに着目したインプラントポジショニングの再考 … 中村茂人

**112** 市井のGPでも実践可能な包括的治療におけるインプラントと
天然歯の望ましい共存形態を考える …………………………………………………… 中川雅裕

**118** 前歯部インプラント治療の難易度を変えるアプローチ ……………………… 大多良俊光

**124** デジタル化時代における顎運動の重要性―診査・診断3.0 ………………… 甲斐智之

# 131 歯科衛生士セッションレポート

**132** インプラントのメインテナンスにおける歯科衛生士の役割について語られる
……………………………………………………………………………………………………………… 井辻佐知

# 執筆者一覧 （五十音順、敬称略）

安藤壮吾（なみき通り歯科）

市岡千春（市岡歯科医院）

井辻佐知（牧草歯科医院）

大多良俊光（青山通り表参道歯科クリニック）

甲斐智之（かい歯科医院）

木原敏裕（木原歯科医院）

近藤尚知（岩手医科大学）

桜井保幸（㈲ファイン）

杉元敬弘（スギモト歯科医院）

武田孝之（武田歯科医院）

長尾龍典（ながお歯科クリニック）

中川雅裕（中川歯科医院）

中村茂人（デンタルクリニックアレーズ銀座）

夏堀礼二（夏堀デンタルクリニック）

西村和美（西村歯科医院）

西山貴浩（和田精密歯研㈱）

増田英人（ますだ歯科医院）

山下恒彦（デンテックインターナショナル㈱）

吉野宏幸（吉野歯科医院）

Kent T. Ochiai（Kent T Ochiai DDS, Inc）

---

# 17th ミーティング委員およびファウンダー （五十音順、敬称略／2018年7月29日時点）

### 会長
三好敬三

### 副会長
石川知弘、瀧野裕行、松島正和

### 特別顧問（常任理事兼任）
上田秀朗、岡田隆夫、木原敏裕、鈴木真名、夏堀礼二、水上哲也、宮本泰和

### 常任理事
梅津清隆、浦野　智、奥田裕司、勝山英明、金成雅彦、北島　一、工藤淳一、白鳥清人、新藤有道、高井康博、立木靖種、土屋賢司、寺本昌司、中田光太郎、林　美穂、日髙豊彦、牧草一人、矢野尚一、山下恒彦

### ファウンダー
伊藤雄策、糸瀬正通、榎本紘昭、大塚　隆、小野善弘、河津　寛、河原英雄、小宮山彌太郎、佐藤直志、菅井敏郎、内藤正裕、中村公雄、中村社綱、波多野尚樹、細山　恒、本多正明、村上　斎、森本啓三、山﨑長郎

# シンポジウム1

## 最新インプラント補綴 Up to date
### —AnalogとDigitalの活用

杉元敬弘 — Norihiro Sugimoto

市岡千春 — Chiharu Ichioka

夏堀礼二 — Reiji Natsubori

山下恒彦 — Tsunehiko Yamashita

# シンポジウム1

## 可視化時代におけるMulti-Digital Dentistryの展開：歯科医療における"デジタル革命" そこにある期待と現実

杉元敬弘　　Norihiro Sugimoto　　（京都府開業）

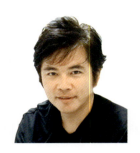

1992年　徳島大学歯学部卒業
1997年　スギモト歯科医院開業
日本顎咬合学会認定医、日本口腔インプラント学会会員、日本歯周病学会会員、日本矯正歯科学会会員、JIPI（Japanese Institute of Periodontology & Implantology）

### はじめに

昨今、"デジタル"というキーワードが社会・ビジネスを変革するドライバーとしてさまざまな領域で議論されている。また、技術革新や現実社会への適用により、かつての産業革命と同様にわれわれの社会を急速に変容させつつある。その一例として、歯科以外の医療分野でも広く応用されている支援外科（Computer Guided Surgery）が挙げられる。

たとえば、整形外科ではPSI（Patient Specific Instrumentation）と呼ばれ、近年の３Ｄプリンタの発達にともなって、術前CTあるいはMRIデータから三次元骨格モデルを作製、その形状に応じたガイドをデザインし、骨折治癒後の変形矯正や目標とする体内埋込型インプラントの設置を規定するガイドが作製され、高い精度と良好な結果から広く臨床に使われている。しかしながら、歯科の分野での応用においていくつかの文献では、それほどの精度が出ていないこと、ガイドサージェリーが従来の方法よりもすぐれている点はないと結論づけられていることもあり、賛否両論がある[1,2]。これらの背景のもと「最新は最善か？」、この普遍的な問題に直面する今の時代において歯科における"Multi-Digital Dentistry"について考えてみたい。

Multi-Digital Dentistryとは造語であるが、デジタルを学ぶことにより既存のルールから派生する自由な発想での応用という概念である。今回は、顎関節診断・セットアップ・最終補綴・インプラントの埋入位置などをバーチャル上でシミュレーションし、インターディシプリナリーを可能とするため治療予測を共有しながら、真の総合歯科診療を達成することを目的としたデジタルシステムを試みたので報告したい。

### 症例供覧

**症例1**

患者は57歳の女性で、左側下顎臼歯部の動揺と咬合痛を主訴に来院。臼歯にインプラントを希望されたが、咬頭嵌合位は不安定で一ヵ所にとどめておくことができず、前歯は半分クロスバイト、咬合高径低下も疑われ臼歯部の補綴間隙も足りない状態であった。つまり、咬合を構成する重要な要素である、①適正な下顎位、②適切な咬合高径、③咬合平面の設定、④アンテリアガイダンス、⑤咬頭嵌合位の安定、のすべてが喪失した状態であり、臼歯部の欠損のみの修復では埋入したインプラントも含め、口腔機能の維持が難しいことが直感的にわかる。臼歯欠損、上顎前歯の咬耗、歯の位置異常などから、インプラント、矯正、補綴を含むかなり複雑な咬合再構成が必要と診断した。このような症例の場合には、術前に埋入位置などの治療終了後のイメージを持つことが重要である。

今回は矯正のシミュレーションにおいてCTから得られるDICOM（Digital Imaging and COmmunication in Medicine）データと歯列形態情報から得られるSTL（Standard Triangulated Language）データを統合し、歯根の形態、歯槽骨や上顎洞などの解剖学形態を把握することの重要性およびインプラント埋入位置や骨増生範囲の推測の可能性について示してみたい。

## 症例1（図1〜11）

**患者年齢および性別**：57歳、女性　　　　**主訴**：左側下顎臼歯部の動揺と咬合痛

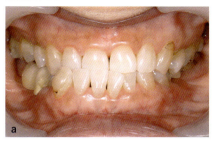
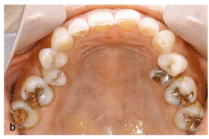
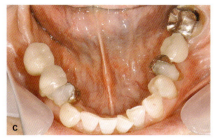

**図1-a〜c**　左側下顎臼歯部の動揺と咬合痛を主訴に来院。臼歯にインプラントを希望されたが、咬頭嵌合位は不安定で、噛み合わせても数秒後にはとどめておくことができない。前歯は半分クロスバイトでアンテリアガイダンスも機能していない状態で、右側下顎はすでに大臼歯はなくカンチレバーの状態であった。咬合高径低下も疑われ臼歯部の補綴間隙も足りず、咬合面観からは歯列弓の狭窄も確認できた。

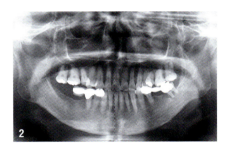
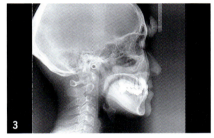

**図2、3**　初診時のパノラマX線とセファロ画像。骨格的な問題もあるが、軟組織の問題も推測された。特に口蓋と舌背の間にスペースがあり、低位舌などの軟組織の問題から口腔内容積の狭小が疑われた。

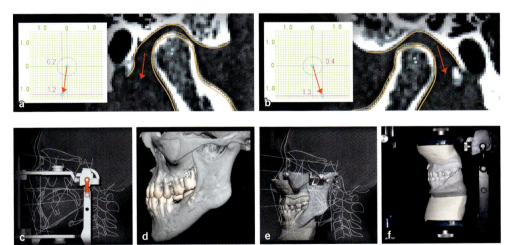

**図4-a〜f**　CT歯列画像を石膏模型画像で置換し、歯冠部分は石膏模型から歯根部分はCTのデータから抽出後に合成して一つのオブジェクトとする。この方法により歯根も含む歯列の鮮明な画像を得ることができる。咬合器に付着された石膏模型、X線写真、そしてデジタルデータを同一平面で評価できるようにしている。顎関節の計測から得られる平均的な顎位へのベクトルもこの条件の中でのみ臨床上有益な情報となる。

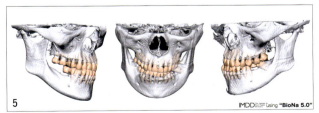
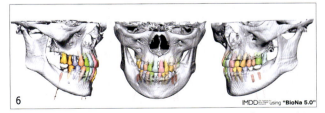

**図5、6**　初診時の顎口腔系の状態と治療位予測後。画像上で下顎位を是正し矯正後の歯列のシミュレーションをもとにインプラントの埋入ポジションを決定する（詳細は本誌2017年5号の特集2に掲載）。この根拠ある治療予測を立体画像として専門医が共有し治療を進めていくことで、インターディシプリナリーを可能とする。

### ■ シンポジウム 1

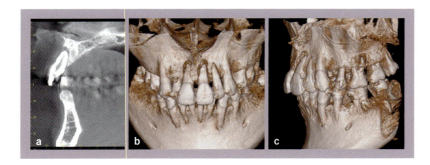

図7-a〜c　参考症例（牧草歯科医院にセカンドオピニオンを希望して来院）。21歳の男性で、主訴は「矯正治療中であるが上前歯の痛みとX線像から根管治療を行うことを勧められた」。CTでの画像診断で前歯部に生じた痛みは歯槽骨からの歯根露出が原因であることは明らかである[3、4]。診断の段階で歯根間の関係や皮質骨（いわゆるハウジング）、上顎洞などの解剖学的な制限の診断が必要であることは今後デジタル診断が果たす大きな責務と言える。

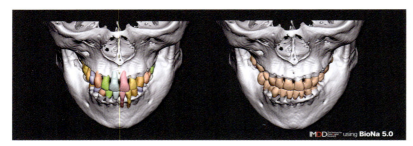

図8　本症例における矯正診断の治療シミュレーションにあたり、主訴は臼歯欠損をともなう機能障害であるため治療過程で顎位のコントロール、臼歯部の補綴の維持を保証するアンテリアガイダンスによる臼歯離開、舌や筋肉といった軟組織との調和を図る。セファロから診断された軟組織の問題を解決するために口腔内容積を確保する必要があるため、非抜歯で行い、インプラントの埋入位置も6番相当部までとした。そのために前歯部の唇側への歯列の拡大を必要とし、歯根が歯槽骨から露出しやすい条件であることを事前に診断できる。

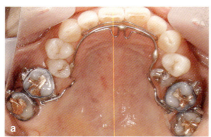 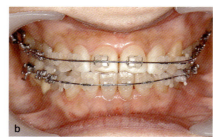

図9-a、b　矯正中の口腔内。すでに歯肉退縮などのリスク部位を把握した状態のため、問題が起きれば即座に対応可能となる。

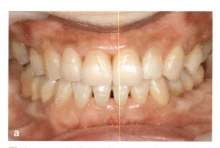 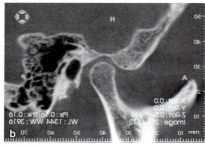

図10-a〜c　治療終了後の正面観と顎関節のCT像、偏位の是正は確認できる。レコーディングによっても顎機能の安定が確認できた。

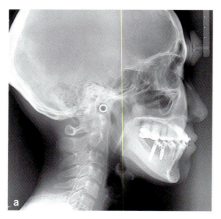 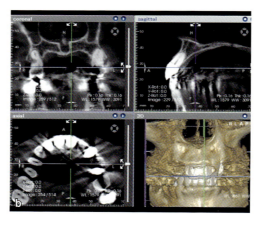

図11-a、b　術後のセファロにおいて舌の低位は解消されている。矯正による口腔内容積の確保、咬合高径の設定、MFTの効果が確認できる。術後の口腔内正面観とCTでの評価ではかなりの拡大を行ったが、上顎前歯部の唇側の骨は維持できている。（牧草歯科医院　牧草一人先生と共同診断・治療）

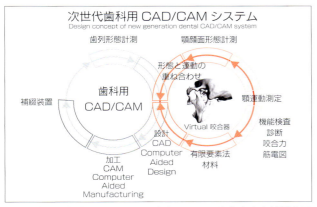

図12 患者の機能に調和した、患者にとって安心安全な補綴装置の設計を実現するためのコンセプト。(鶴見大学歯学部クラウンブリッジ補綴学講座 小川 匠教授のご厚意による)

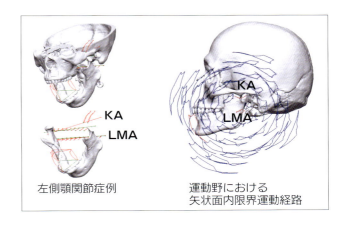

図13 咬合可視化システムを用いた顎口腔系の形態と機能の同一座標系での可視化(矢状面内限界運動時最大開口位)。補綴装置の設計や歯科治療前後の形態・機能的変化を定量的に評価するために、基準となる点(切歯点、左右大臼歯点)、軸(全運動軸；KA、最小運動軸；LMA)、平面(咬合平面)などの設定が不可欠である。

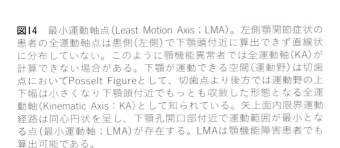

図14 最小運動軸点(Least Motion Axis；LMA)。左側顎関節症状の患者の全運動軸点は患側(左側)で下顎頭付近に算出できず直線状に分布していない。このように顎機能異常者では全運動軸(KA)が計算できない場合がある。下顎が運動できる空間(運動野)は切歯点においてPosselt Figureとして、切歯点より後方では運動野の上下幅は小さくなり下顎頭付近でもっとも収斂した形態となる全運動軸(Kinematic Axis：KA)として知られている。矢上面内限界運動経路は同心円状を呈し、下顎孔開口部付近で運動範囲が最小となる点(最小運動軸；LMA)が存在する。LMAは顎機能障害患者でも算出可能である。

## 顎機能を可視化するデジタルデンティストリーの可能性
## 次世代歯科用CAD/CAMシステムとは

　咬合器を用いた間接法からCAD/CAMで補綴装置をつくる時代を本格的に迎えるにあたり、歯科医師や歯科技工士の経験や勘に頼っている抽象的な部分を定量的に取扱うことが求められている。咬合をより定量的に合理性を持って、しかも動的に評価する方法として「咬合可視化システム」が報告されている[4]。これは、①顎運動計測技術(顎運動測定器)、②次元形態計測技術(スキャナ、CT)、③運動と形態情報の重ね合わせ技術で構成される。現在、鶴見大学クラウンブリッジ補綴学講座を中心にこの技術を発展させた「次世代歯科用CAD/CAMシステム」の実用化研究が進められている(図12)。

　この技術により、患者の顎口腔系の形態と機能を同一座標系で可視化することが可能となる(図13)。しかし補綴装置の設計や歯科治療前後の形態・機能的変化を定量的に評価するためには、基準となる点、軸、平面の設定が不可欠である。重本ら[5]は全運動軸(Kinematic Axis；KA)を自動で算出する方法を開発し、咬合高径や咬合挙上量の機能的決定法について検討している。また、KAが顎機能異常者では算出できない場合があるため、機能異常者における運動軸として矢状面内の運動範囲が最小となる最小運動軸(Least Motion Axis：LMA)を提案している(図14)。

　鶴見大学歯学部付属病院補綴科を受診し顎運動検査を実施した患者45名中、KAは20名で算出できなかったのに対し、LMAは全患者で算出でき治療効果の判定にも活用できると期待できる。LMAからは、咬合平面の位置の決定に利用できる可能性を示す所見なども得られているが、新しく提案された軸であるため、この臨床的意義については今後慎重に検討していく必要があると考えられる。

■ シンポジウム 1

## 症例2（図15〜21）

**患者年齢および性別**：56歳、女性　　　　　　　　**主訴**：右上臼歯部の咀嚼障害

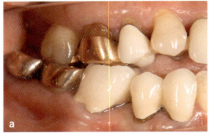
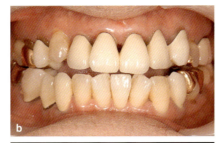
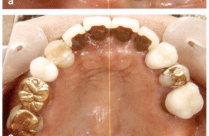
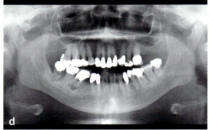

図15-a〜d　初診時の口腔内写真とX線診査から、主訴である臼歯の処置にとどまらず顎口腔系全体の問題であることがわかる。咬頭嵌合位は比較的安定している。本人が自覚する顎関節症状はないが、兆候としては左顎関節の滑走が右に比べて少なく、開口路も左にズレる。クリック、クレピタスなどは確認できない。左に偏頭痛、肩こりは以前からあるようだが左右側頭筋前部、右咬筋深層、左内側翼突筋、顎二腹筋後腹にわずかな圧痛を認めるものの大きな問題ではなさそうである。

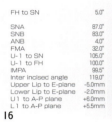
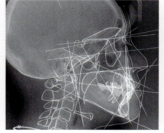
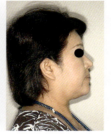

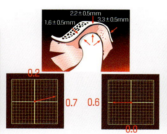
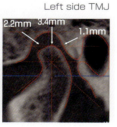

図16、17　セファロ分析と関節窩と下顎頭の骨関節隙を計測することにより顎位診断を行った。特にセファロからは舌および舌骨の低位、気道の狭窄など硬組織と軟組織のアンバランスが顕著である。骨格・下顎位ともに問題があることが診断できる。咬合が原因と思われる部位にインプラントの埋入を検討する時点で、総合的な診断が必須である。

## 症例2

患者は56歳の女性で、7 6|に重度の歯周病による咀嚼障害を自覚しインプラントを希望。開咬による臼歯の過重負担、顔貌所見、セファロからも口腔内容積と軟組織のアンバランスが容易に診断できる。本症例の要求事項は、①口腔内容積を現時点より狭くしたくない、②矯正によって歯列を拡げつつ前歯のガイド可能な状態を作る、③インプラントの埋入位置を6番相当部までとして舌のスペースを確保することである。

インプラントを含む咬合の再構成の範囲が拡くなればなるほど、そこに施す補綴装置の機能的な人工臓器の意味合いは大きくなる。施した治療の永続性を考えた時、自然の状態より機能的に審美的にすぐれたものを人工物で表現することを目標にしなければならないのは当然と考えられる。

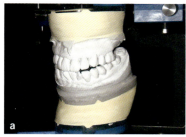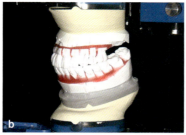

図18-a、b　本症例の要求事項から、あえて歯列を前方に拡大する矯正を行ったのちに補綴の再製を行うことで、咬合再構成を図る治療計画とした。

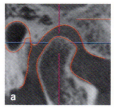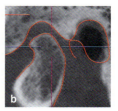

図19-a、b　術後の左右TMJのCT像。骨関節隙のバランスが改善されていることがわかる。

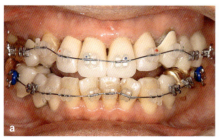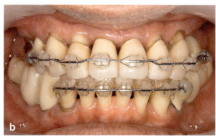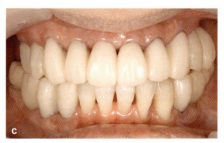

図20-a〜c　インプラント埋入後、矯正治療開始。ある程度レベリングが終わった時点で歯周外科を行い、ばらついた歯頸ラインを微調整する。矯正後のプロビジョナルレストレーションと矯正前後の顎関節のCT画像の比較、画像上での顎位と機能運動の改善を確認し最終補綴の作製となった。

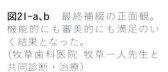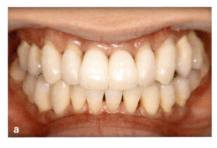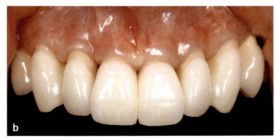

図21-a、b　最終補綴の正面観。機能的にも審美的にも満足のいく結果となった。
（牧草歯科医院　牧草一人先生と共同診断・治療）

## おわりに

　今回提示したように、デジタルでしかできないことは確実に存在する。しかし、現時点におけるデジタルデータは発展途上であり、完璧ではないことをつねに念頭に置いておく必要がある。また、歯科臨床が生体を相手にしている限りデジタルのみですべてが完結できないことのほうが多い。したがって、このデジタル時代においてこそ従来のアナログ的な手法をおろそかにすることなく、研鑽を続けなければならないのではないだろうか。

　この時代の変革期ではデジタル技術をシステムとだけとらえることなく、診断・治療哲学を表現するツールと考えた時に可能性は無限大と言っても過言ではない。

### 参考文献

1. 寿谷　一．顎関節機能障害の診断と治療指針（上）．補綴臨床 1997；30(3)：327-336．
2. 寿谷　一．顎関節機能障害の診断と治療指針（下）．補綴臨床 1997；30(4)：529-538．
3. Renkema AM, Fudalej PS, Renkema A, Kiekens R, Katsaros C. Development of labial gingival recessions in orthodontically treated patients. Am J Orthod Dentofacial Orthop 2013；143(2)：206-212.
4. Chiapasco M, Casentini P, Zaniboni M. Bone augmentation procedures in implant dentistry. Int J Oral Maxillofac Implants 2009；24 Suppl：237-259.
5. Shigemoto S, Bando N, Nishigawa K, Suzuki Y, Tajima T, Okura K, Matsuka Y. Effect of an exclusion range of jaw movement data from the intercuspal positionon the estimation of the kinematic axis point. Med Eng Phys 2014；36(9)：1162-1167.

# シンポジウム1

## インプラント治療におけるデジタルデンティストリーの現状とヒューマンパワー

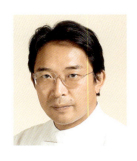

市岡千春　Chiharu Ichioka　（北海道開業）

1986年　東日本学園大学歯学部卒業
1991年　市岡歯科医院開業
北海道口腔医療研究会会長、日本口腔インプラント学会会員、日本補綴歯科学会会員、
日本顎咬合学会認定医、日本顕微鏡歯科学会認定医、OJ正会員

## はじめに

デジタルテクノロジーの進歩にともない、歯科治療は大きく変貌した。特にインプラント治療においてはすべての治療ステップでデジタルテクノロジーが関与し、歯科治療の中ではもっともその恩恵を受けることになる。今後もさらなる技術革新は進むことになるだろう。しかし、現状においてデジタルテクノロジーはどこまで信頼性があり、今できることとまだできないことを十分に把握する必要がある。急速に進歩する技術革新の中には、時に不十分な未完成品が登場することもある。インプラント臨床では、現在どこまでが信頼できる技術であるかを再検証する時期に来ている。

## インプラント治療の症例割合（図Ⅰ）

インプラント治療において、当院では1～2歯の少数歯欠損は全体の症例数の70～80％に及ぶ。少数歯欠損症例であったとしても決して簡単な症例であるとは限らない。しかし、少数歯欠損症例であれば、現在あるデジタルテクノロジーを活用して、ほとんどの症例において院内にて完結できる可能性がある。デジタル技術は歯科治療の分野に限らず、正確で早く、かつ低コストを実現することにより幅広く普及する。技術面においても広く普及することで標準化を図ることも目的とされている。

インプラント治療においても安全・正確に、また簡便にこなすためにデジタルテクノロジーを応用し、多くの患者にその恩恵を享受していただきたい。

### インプラント治療の症例割合（図Ⅰ-a～j）

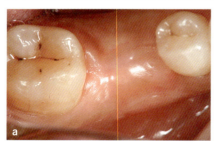
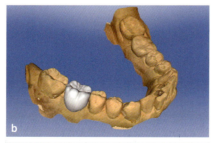
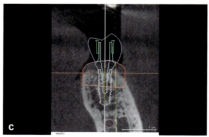
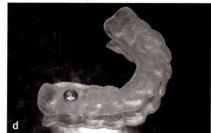

**図Ⅰ-a**　当院ではインプラント症例の中で1歯から2歯の少数歯欠損は70～80％の割合を占める。

**図Ⅰ-b**　IOS（口腔内スキャナ）を使用してCADにて最終修復物のデザインを行う。

**図Ⅰ-c**　CTとCADデータをマッチングさせ最適なインプラントポジションを決定する。

**図Ⅰ-d**　治療計画を手術に具現化するため、サージカルガイドをデジタルデータにて作成。

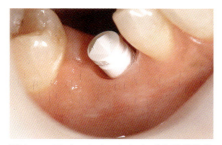
図1-e アバットメントおよび上部構造作製のため、IOSを使用してスキャンポストを光学印象する。

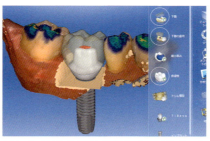
図1-f CAD/CAMを使用して、デザインされたアバットメントと上部構造。

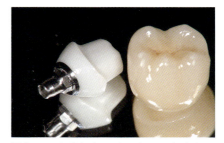
図1-g 完成したアバットメントとセラミッククラウン。単独歯であれば院内にて作製が可能となった。

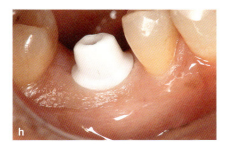
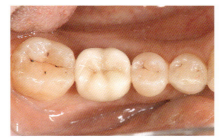
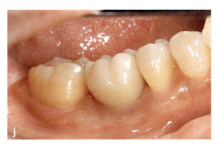
図1-h〜j 口腔内に装着されたアバットメントとセラミッククラウン。良好な適合と歯列の連続性および清掃性を付与することができた。

## CTとCAD/CAMのマッチングデータによる治療計画（図2-a〜e）

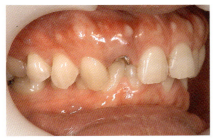
図2-a 2⎦が歯根破折にて保存不可能となった。口腔内の視診では十分な骨量が確認できる。

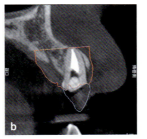
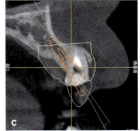
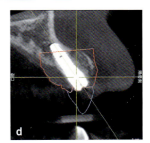
図2-b〜d インプラント埋入後のCT撮影。マッチングデータによる分析では歯根の方向と残存歯槽骨の方向は著しく異なり、インプラント埋入方向はピンポイントで行う必要がある。

## CTとCAD/CAMのマッチングデータによる治療計画（図2）

治療計画ではCTデータとCAD/CAMデータをマッチングさせ、骨の条件、最終補綴装置の形態、軟組織の形態など多くの情報から最適なインプラントポジションを決定する。インプラント治療では治療計画における埋入位置の決定がもっとも重要なステップとなる。安全な手術を行い、また最終補綴装置を考慮し、アバットメントの作製法から形態、選択する材料を術前にシミュレーションできる。デジタル技術によるCTとCAD/CAMのマッチングの精度誤差は0.03〜0.14mmとの報告がある[1]。臨床的に高い精度で診断することが可能

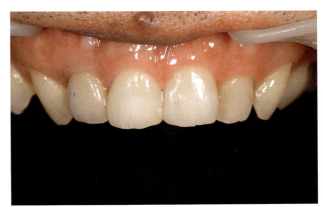
図2-e 最終修復物の装着。術前の計画でアバットメント方向までを決定していたため、審美的な形態回復を行うことができた。

■ シンポジウム1

### 歯牙支持型サージカルガイドの優位性（図3-a～d）

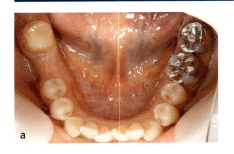
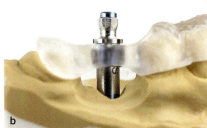

**図3-a** 6⏌欠損症例。術前の診査にて頬側にわずかな吸収が認められた。軟組織の増生にて形態回復を予定した。

**図3-b** サージカルガイドを利用し、模型改造とラボアナログの埋め込みを行い、カスタムアバットメントを作製する。

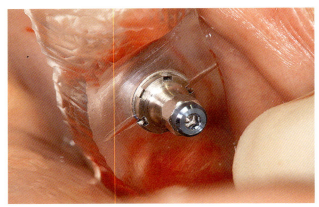
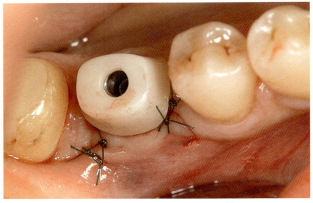

**図3-c** サージカルガイドにてフルコントロール埋入、インプラント内部構造にあるヘックスの位置を合わせる。

**図3-d** 事前に作製されたアバットメントを装着する。サージカルガイドの精度誤差を考慮し、装着後IOSにて光学印象を行う。

となり、インプラント治療ではもはや不可欠なものとなった。

## 歯牙支持型サージカルガイドの優位性（図3）

　最適なインプラントポジションを決定した治療計画を手術で具現化するために必要なツールがサージカルガイドである。歯牙支持型サージカルガイドの精度に関する報告ではインプラント先端部の水平および垂直誤差は500～1,000μmである[2]。臨床的には十分な精度であり、その利用価値は高い。少数歯欠損症例では、院内でCAD/CAMを使用することにより、迅速かつ安価で作成が可能となった。また術前にガイドを利用し、模型にアナログを埋め込み、事前にアバットメントおよび上部構造を作製しておくことも可能である。しかし、修復物に要求される適合精度を考慮した場合、現状のサージカルガイドの誤差ではテンポラリーの作製は許容できても、最終修復物の事前作製は推奨できない。

　ガイドおよび使用するドリルシステムの特性を十分に理解することが重要で、適切に使用することにより従来では得られなかった正確なインプラント埋入が可能となった。

## CAD/CAMを使用したカスタムアバットメントと上部構造の作製（図4）

　少数歯欠損ではIOSを使用し、院内にてCAD/CAMを使用し、カスタムアバットメントおよび上部構造の作製が可能となった。オッセオインテグレーションを確認後、スキャンポストを接続し、IOSにて光学印象を行う。CAD/CAMにてアバットメントの形態、咬合関係、審美性および清掃性に配慮した上部構造をデザインし作製する。複数歯に及ぶ場合、インターネットにて情報を技工所に送り作製してもらうことも可能である。中でもエンコードヒーリングアバットメント（Biomet 3i）は二次手術後、ヒーリングアバットメントを直接光学印象するか、従来のシリコーン印象をすることにより、カスタムアバットメントを作製できるシステムであり、従来法の印象に比べ術者および患者のストレスは著しく軽減される。今後はIOSの可能性はさらに拡大していくであろう。

## CAD/CAMを使用したカスタムアバットメントと上部構造の作製（図4-a〜h）

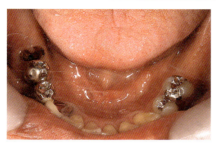

図4-a　両側下顎大臼歯欠損に対しインプラント治療を計画する。

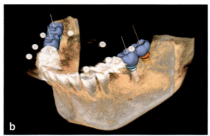

図4-b、c　最終修復物を想定して埋入計画を立案。遊離端を考慮し、適合重視のサージカルガイドを作成した。

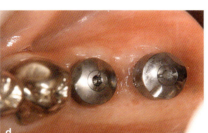

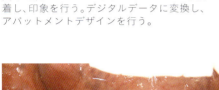

図4-d、e　エンコードアバットメントを装着し、印象を行う。デジタルデータに変換し、アバットメントデザインを行う。

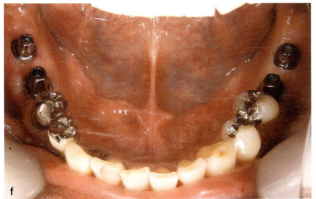

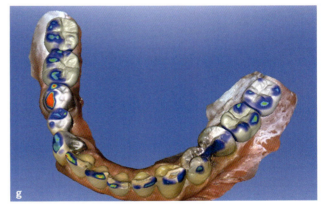

図4-f、g　装着されたカスタムアバットメント。その後IOSにて光学印象を行い、院内にて上部構造を作製。

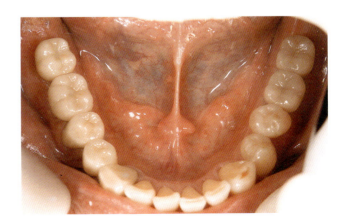

図4-h　装着された最終修復物。上部構造はすべて院内のCAD/CAMにて作製した。歯列の連続性も得られ、満足する結果が得られた。

## ■ シンポジウム 1

### サージカルガイドを有効に活用するために（図5-a〜i）

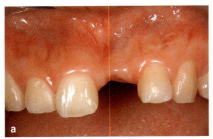
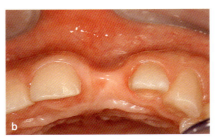
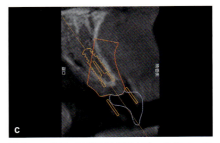

図5-a　10年ほど前に事故にて1⊥を失う。その後、部分床義歯を装着していた。

図5-b　唇側に高度な骨吸収を認める。

図5-c　CTおよびCAD/CAMデータのマッチングにて最適なインプラントポジションを決定する。唇側骨吸収部位にはGBRおよびCTGを行い、形態を回復する。

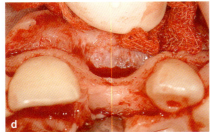
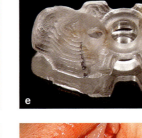
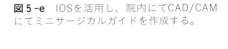

図5-d　術中の骨の状態。高度な骨吸収が存在する。

図5-e　IOSを活用し、院内にてCAD/CAMにてミニサージカルガイドを作成する。

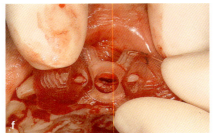
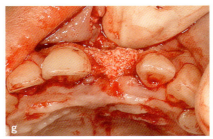

図5-f　ガイドサージェリー。初期および中間ドリルまでの使用とし、埋入深度は目視にて決定する。

図5-g　埋入と同時に骨吸収部位にGBRを行う。二次手術時にCTGを計画。

## 口腔内光学印象の現状と限界

　IOSを使用した口腔内光学印象は、修復治療において急速な普及をしている。その精度は1〜4歯までの範囲であれば従来のシリコーン印象と比較しても同等もしくは上回る結果を出している[3]。しかし、それ以上の印象範囲になると現状のIOSでは信頼性は低い[4]。特にインプラント治療では骨結合し、ほぼ動きのないインプラントを連結固定するケースや、現在主流となっているスクリュー固定式の上部構造ではより高い精度が求められる。スクリュー固定式の場合は特にモデルフリーの状態で作製することは推奨できない。また、3Dプリンタを使用した模型作成も可能であるが、精度に関してはいまだ満足するものとは言えない。

　今後、さらなる機器改良やソフトウェアの進歩によりこれらの問題が解決される日は遠くないと思われるが、現状ではIOSを使用する場合、適応症を十分に考慮する必要がある。

## サージカルガイドを有効に活用するために（図5）

　サージカルガイドの使用にあたってはさまざまな注意点がある。まず、作成されたガイドが正確に適合しているかを確認する手段である。口腔内にて装着してみて、ガイドの安定

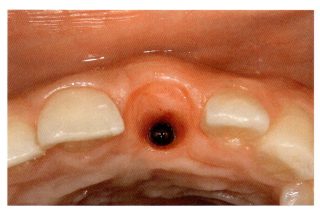

図5-h 最終印象前の状態。十分な形態回復が行われた。

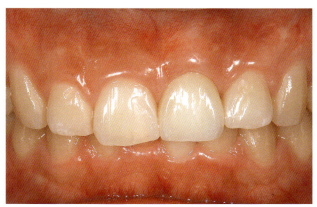

図5-i 装着された最終修復物。適切なインプラントポジション、硬・軟組織マネジメントにより審美的回復が達成された。

性を確認することが一般的ではあるが、その他、術前にCT撮影にて確認する方法もある。特にフラップレスにて埋入手術を行う場合は適合確認を必ず行う。また、開口量が十分にあることも重要であり、大臼歯部での使用には切端レベルで40mm以上の開口量が必要である。

ガイド使用にあたっては各種のドリルスリーブを装着する場合がある。スリーブとドリルの内径差が少ないほどドリル先端部の誤差は減少するが、クーラントに必要な注水不良になる場合がある。オーバーヒート対策として、よく切れるドリルで切削可能な最低限の回転数で間歇的切削操作を行い、介助者からの注水も行う必要がある。また、スリーブとの接触から切削時の骨質把握が困難であり、軟らかい骨質の症例ではドリルレシピを変更し、ドリルのサイズを変更するアダプテッドサージェリーが必要となる。

今後はこれらの問題を解決するための改良が進むと思われるが、現状ではサージカルガイドはコンベンショナルサージェリーを豊富に経験した術者が有効に使用できるツールであると認識すべきである。

## おわりに

CTデータとCAD/CAMデータとのマッチングした画像診断から安全かつ正確なインプラント治療計画ができるようになった。計画された埋入位置を手術に具現化するためにサージカルガイドは有効であるが、そのガイドの特性を十分に理解して使用すべきで、従来の外科的基本術式を習得し、豊富な経験を必要とする。口腔内光学印象の信頼できる印象範囲は1～4歯程度であり、適応症の判断が重要になる。

今後、デジタルテクノロジーはさらなる進化を遂げることになるが、現状のできることとできないことを把握し、人間が持っている技術と感性を融合して最良の結果を導き出してほしい。

### 参考文献

1. Flügge T, Derksen W, Te Poel J, Hassan B, Nelson K, Wismeijer D. Registration of cone beam computed tomography data and intraoral surface scans - A prerequisite for guided implant surgery with CAD/CAM drilling guides. Clin Oral Implants Res 2017；28(9)：1113-1118.
2. Dreiseidler T, Neugebauer J, Ritter L, Lingohr T, Rothamel D, Mischkowski RA, Zöller JE. Accuracy of a newly developed integrated system for dental implant planning. Clin Oral Implants Res 2009；20(11)：1191-1199.
3. Seelbach P, Brueckel C, Wöstmann B. Accuracy of digital and conventional impression techniques and workflow. Clin Oral Investig 2013；17(7)：1759-1764.
4. Ender A, Mehl A. Accuracy of complete-arch dental impressions: a new method of measuring trueness and precision. J Prosthet Dent 2013；109(2)：121-128.

# シンポジウム 1

## 口腔内スキャナーを用いた
## デジタルインプラントデンティストリー

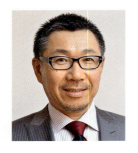

夏堀礼二　Reiji Natsubori　（青森県開業）

1986年　岩手医科大学歯学部卒業
1992年　夏堀デンタルクリニック開業
日本口腔インプラント学会専門医、日本顎咬合学会認定医、日本補綴歯科学会会員、日本臨床歯周病学会会員、日本デジタル歯科学会会員、AO 会員、EAO 会員、AAP 会員、Club22会員、Naoshi.perio.club 副会長、All 理事、OJ 特別顧問、3Dアカデミー前会長

### はじめに

今日の歯科分野におけるデジタル化による進歩はめざましく、それにともない用いられる材料や加工技術、臨床におけるワークフローも進歩している。本稿では、デジタルデンティストリーにおいて歯科技工士と連携したワークフローの中で、口腔内スキャナーを用いたインプラント上部構造作製について解説したい。

### 口腔内スキャナーの普及と精度

わが国における口腔内スキャナーの普及は1割に満たないが、2017年時点で北米では34％を超えてEarly Majority phaseに差し掛かっている（3M社資料より）。北米の歯科医療設備が5～10年で日本に導入されてきた過去の経緯からすると、レーザー、マイクロスコープ、CTの次の医療設備投資対象になると考えられる。

口腔内スキャナーの従来法に対しての利点は、

1．熟練度に左右されない印象と印象時間の短縮
2．患者の不快な負担の軽減（嘔吐反射、開口量、骨隆起）
3．形成・印象の可否の即時確認と即時データ送信
4．石膏模型作製作業の必要がない
5．デジタルによるデータ保存が可能（特に矯正における模型管理）
6．特に地方におけるインターネットによる発送時間の短縮と送料の軽減
7．シリコーン印象材と精密超硬石膏の節約
8．医療廃棄物の減少
9．スタッフのモチベーションアップ

といった数多くのメリットがある反面、数百万円の導入費用に加え、毎年数十万円の保守料が維持管理費用としてかかってくるというデメリットも見過ごせない。

しかしながら、従来法のアナログ印象でロストワックス法で作製する技工物と、口腔内スキャナーを用いたフルデジタ

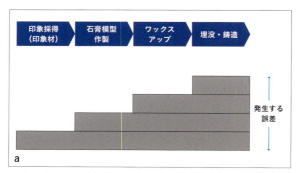
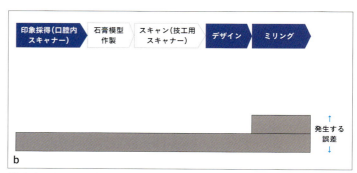

図1-a、b　技工物作製時において、従来法（a）では印象材の収縮や撤去時の変形、石膏の膨張、ワックスの収縮や変形、埋没材の膨張・鋳造収縮と各ステップで4階建ての誤差が発生する。一方、口腔内スキャナーを用いた場合（b）では、口腔内スキャナーの誤差、ミリング加工時の誤差で2階建てとなり、誤差の頻度が少ない。

## 目的

近年、口腔内スキャナーの臨床応用が注目されており、口腔インプラント治療ならびに一般補綴臨床においても適用可能となりつつある。しかし、口腔インプラント治療における光学印象法の精度に関してはいまだ不明な点が多く、口腔インプラント治療においての適用は、単独欠損症例のみの推奨が現状である。本研究においては、口腔内スキャナーの光学印象法による精度の比較検討を行い、口腔インプラント治療における複数歯の臨床応用の可能性を検証することを目的とする。

## 方法

1) 基準模型の製作

上顎無歯顎模型の右側中切歯、犬歯、第二小臼歯および第二大臼歯相当部ならびに、上顎左側犬歯、第二小臼歯、第二大臼歯相当部に、外側性6角構造を有するインプラント体を7本埋入後、ボールアバットメントを締結した。口蓋側に校正用基準球を設置し、本研究の基準とした（図1）。

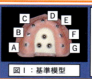

図1：基準模型

AB間 AC間 AD間 AE間 AF間 AG間
BC間 BD間 BE間 BF間 BG間
CD間 CE間 CF間 CG間
DE間 DF間 DG間
EF間 EG間
FG間

評価部位

2) 測定方法

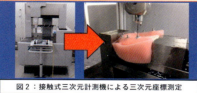

図2：接触式三次元計測機による三次元座標測定

基準模型は、接触式三次元計測機：UPMC550-CARATを使用して、基準模型のボールアバットメント中心点間の距離を10回測定し、その平均値を基準値とした（図2）。

TDS　TR3　CS3600　KaVo

図3：各スキャナー

3種の口腔内スキャナーと1種のデスクトップ型スキャナー（図3）でA～Gの方向に10回ずつ光学印象を行い、得られたデータをSTLデータに変換した。その後、三次元解析ソフトウェアを使用して、基準模型のボールアバットメント中心点間の距離において精度、真度の解析を行った。

図2-a～e　ボールアバットメント間の距離に関する正確性（精度・真度）の研究。精度は測定ばらつきの少なさ、つまり再現性を表しており、真度は真の値からどれだけズレているかを表す。距離の短い部位では口腔内スキャナーの正確性はラボスキャナーに引けを取らないが、A-E間やA-G間のように測定距離が長くなればなるほど、誤差が大きくなる。したがって、全顎的なインプラント上部構造のような高い精度が求められる補綴装置はまだ難しいと言わざるを得ない[1]。

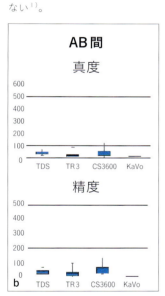
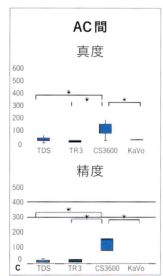
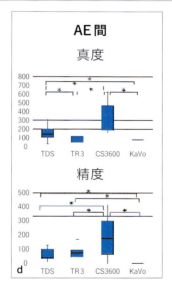
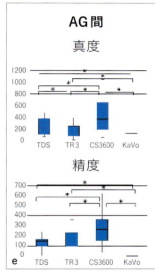

ル化による作製された技工物は、各ステップで発生する材料の理工学的特性による誤差の影響を受けにくいと言われている（図1）。さらに、各社口腔内スキャナーは、精度、スキャン速度、カラービジュアル化、パウダーフリーといった性能や使用感の向上が図られ、ますます身近な医療設備となってきた。

このことから理論的には従来法より誤差が少ないことが示唆されるが、実際のところどうなのかを検証した論文がある中で、筆者らは実際に口腔内スキャナーの正確性（精度・真度）について、基準模型上のインプラントボールアバットメント間距離をもっとも正確性が高いと言われている工業用接触型スキャナーで測定した数値を基準値として測定調査した[1]。その結果、2～3本のボールアバットメント間ではラボスキャナーと同等の正確性が得られた。2～3歯程度のセメント固定のインプラント上部構造作製はセメントスペースの50～100μmを考慮すれば十分可能であり、従来法で作製された上部構造と同等に作製できることが示唆された（図2）。

講演では単独歯欠損症例、部分欠損症例、下顎無歯顎症例について解説したが、誌面の都合上、単独歯欠損症例と部分欠損症例について述べたいと思う。

## シンポジウム1

**単独歯欠損症例**

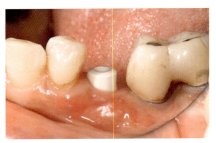
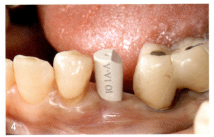
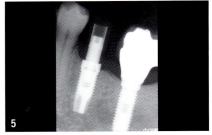

図3　1回法にて埋入されたインプラントにピーク材の2ピースヒーリングアバットメントを連結し3ヵ月経過した口腔内写真。

図4、5　Neossスキャンボディが装着された口腔内とデンタルX線写真。デンタルX線写真で適合確認を行う。スキャンボディは長径の大きなものが多く、光学印象採得時にスキャナーのワンドがスキャンボディにぶつかり操作がスムーズにいかないことや、隣在歯に近接する部位は影になりやすく採得が困難になる。その場合は、ワンドを頰舌方向から挿入して近遠心を時間をかけて撮影してみるとよい。各社スキャンボディによって斜面や球形などの特徴的な形態があるが、それらを把握しておくことで光学印象採得が行いやすくなる。

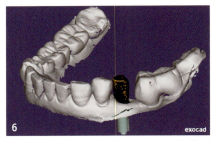
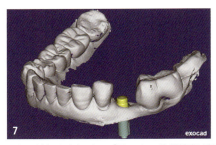
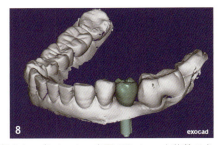

図6〜8　CADソフト上でスキャンボディをマッチングさせるとインプラントの位置情報が記録され、各メーカー専用のTi-baseを装着できる。その上部に設計された歯冠形態の外冠が描写される。このSTLデータをもとに加工機でプロビジョナルがミリングされる。

## 単独歯欠損症例（図3〜15）

すでにインプラントシステムおよびスキャンボディを含む補綴用コンポーネントも薬事承認を受けているNeoss Implant systemの上部構造を口腔内スキャナーでスキャンを行い、モデルレスでプロビジョナルおよび最終上部構造を作製した症例を紹介する。

患者は20年以上前に、当院にてインプラント治療を受けており、6̄7̄欠損部に2本のBrånemark systemインプラントでスクリュー固定の上部構造が装着された。メインテナンス中に5̄の歯根破折を起こしたため、本人の希望もあり抜歯後2ヵ月でインプラントを埋入した。

3ヵ月の免荷期間後、十分な軟組織の治癒およびデンタルX線写真にてオッセオインテグレーションの獲得を確認後、プロビジョナルの印象採得を口腔内スキャナー（3Mトゥルーデフィニション）にて光学印象を行った。データをクラウド経由でラボに送信し、CADソフト上でのスキャンボディのマッチングを行い、バーチャルTi-baseを連結し、それにデジタルワックスアップ（デザイン）を行った。デザインデータをSTLファイルに書き出し、加工センターに送信した。プロビジョナルクラウンはPMMAディスクからミリングし、当院まで発送してもらった。ラボでTi-baseとクラウンの適合を確認したが、今回は無調整で良好な適合が得られた。スクリューアクセスホールを設けたクラウンとTi-baseをレジンセメントで接着し、口腔内に装着した。

完成物の精度は高く、若干の隣接および咬合面コンタクトの調整を行うにとどまった。古い上部構造の前装部破折の修理が必要だったためデジタル技術でリカバリーを試みるも、残念ながら従来法でのシリコーンラバーを用いた取込み印象にて行った。今回、石膏モデルを使用したのはこの修理のみであった。

4週程度のプロビジョナルの期間を通して、咬合・発音などの機能性および清掃性を確認し、最終上部構造の作製をラボに依頼した。この時もしプロビジョナルの形態が大きく変

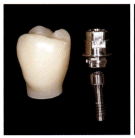
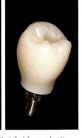
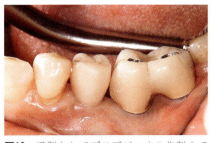
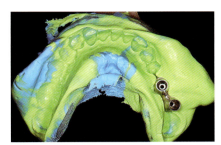

図9-a、b　完成したプロビジョナル。PMMAディスクからミリングし、あらかじめ準備しておいたTi-baseと接着して完成となる。

図10　模型なしでプロブジョナル作製までできたが、以前に治療されたインプラント上部構造のポーセレン前装部の破折修理は、残念ながら従来法のアナログ印象に頼らざるを得ない。

図11　上部構造の取り込み印象を行い、修理を依頼した。

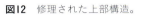

図12　修理された上部構造。

図13　高透光性マルチレイヤードジルコニアを用いたステイニング仕上げのモノリシックククラウンとTi-baseを接着レジンセメントで接着させた、スクリュー固定上部構造。

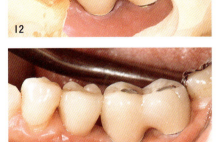
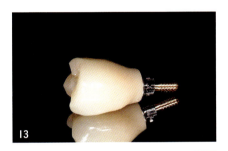
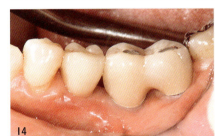
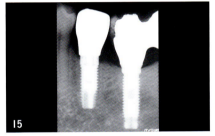

図14、15　近遠心幅径はプロビジョナルと同じ設計にしているので、ほとんど無調整で口腔内に装着された。隣のレイヤリングハイブリッドセラミックスと遜色ない審美性が得られている。

わるような調整がされた場合は、その表面データをスタディモデルとしてスキャンすることで、最終補綴の外形にコピーしてデザインができるのもデジタルのメリットであろう。

　今回のプロビジョナルは最初の形態からほとんど手を加えていないため、古い上部構造はプロビジョナルのコンタクトポイントの情報から修理され、まったく同じデザインのSTLデータでクラウンの材料だけがジルコニアに変わるだけという流れとなった。使用したのは超透光性ジルコニアを用いたモノリシックジルコニアクラウンのステイニング仕上げとし、プロビジョナルに用いたものと同じTi-baseとレジンセメントにて接着処理後完成し、口腔内装着を行った。最終上部構造も最小限の調整で済んだことからも、昨今の口腔内スキャナー、ミリング加工機の精度はきわめて高いといえる。

## 部分欠損症例（図16〜29）

　複数欠損の場合、筆者はマルチユニットアバットメントかそれに準ずるアバットメントをインプラントに介在させ、スクリュー固定の上部構造を作製することが多い（ティッシュレベルを除く）。現在、光学印象でのインプラントレベルのスキャンボディは各社さまざまなシステムに対応しているが、アバットメントレベルで対応しているものはまだ少ない。筆者はエロスメッド社かDESS社のスキャンボディを使用している。

　アバットメントレベルでインプラントブリッジを製作する際には、最新の口腔内スキャナーは進歩したとはいえ、デスクトップスキャナーと比較して正確性（真度・精度）にまだまだ差があるということを理解しておかなければならない。つまり、歯根膜のある天然歯ブリッジでは問題にならない誤差

## シンポジウム1

### 部分歯欠損症例

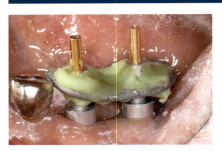

図16 マルチユニット用印象用コーピングを口腔内に装着し、接合部が歯肉縁下の場合は必ずX線写真で適合確認を行う。

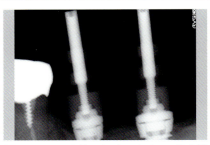

図17 皿ねじを使ったガイドピンの印象用コーピングでセンタリングさせ、精度の高いベリフィケーションインデックスの採得を行う。

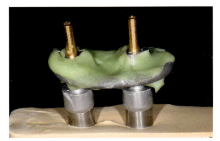

図18 強固なワイヤーやキャストフレームにて少量の最小限収縮の固定専用レジンにて固定しインデックスモデルを作成する。フレームワークの適合確認およびプロビジョナルや最終上部構造のセメンティングに用いる唯一のアナログモデルである。

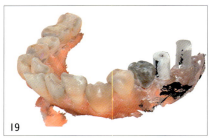

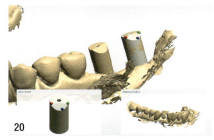

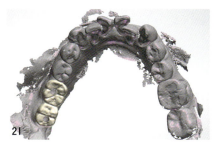

図19～21 口腔内スキャナーで光学印象を行い、CADソフト上で光学印象データのスキャンボディとライブラリーデータをマッチングさせて位置情報をCADソフトに認識させる。その上部にプロビジョナルの外冠が設計される。

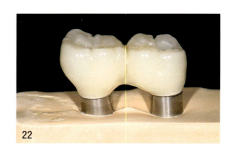

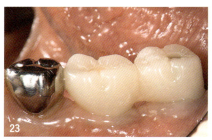

図22 PMMAディスクからCAD/CAMでスクリューアクセスホールを付与し、切削加工したプロビジョナルクラウンにTi-baseを接着する。

図23 インプラントプロビジョナルを口腔内に装着。

であっても、それのないインプラントブリッジではより精度が要求されることは周知のことである。それに加えて、スクリュー固定では、セメント固定のセメントスペースの誤差補償がない。そのためProcera® Implant Bridgeに代表されるような無垢のチタンやジルコニアフレームのスクリュー固定の上部構造は、口腔内スキャナーによる印象はサポートしていない。そこで筆者は、ジルコニアフレームとアバットメントの間にTi-baseを介在させるハイブリッドデザインの上部構造で対応している。

このステップだけはアナログであるが、インプラントの位置関係を正確に採得するために、メタルフレームと最小収縮の固定用レジンを用いて、ベリフィケーションインデックスを再得し、最小膨張のインプラント用超硬石膏にてインデックスモデルを作製しておく（図18）。

### まとめ

本稿では、インプラントにおけるオーラルスキャナーの臨床応用として、上部構造の印象について解説したが、まだまだ新しい分野で、メーカーも筆者らも試行錯誤しながら行っているのが現状である。各オーラルスキャナーのメーカーも順次オペレーティングソフトウェアのバージョンアップを行

図24 咬合・清掃性などの形態調整終了後、4週程度観察期間を経た後その形態情報を口腔内スキャナーでスキャンし、ラボに送信することで、CADデザインの時間短縮になる。

図25 スキャンボディに対応したTi-baseで、なおかつCADソフト用のライブラリーが準備されている組み合わせであれば、デザインしたSTLデータからジルコニアフレームを作製し、先に作成したインデックスモデル上で接着セメントにてTi-baseをセメンティングすることで、光学印象の誤差やジルコニアのシンタリング時の収縮変形の誤差を補償できる。

図26、27 アズミルドの状態。Ti-baseとの適合が悪く浮いている。ジルコニアフレームワークの内面を調整して適合させ、瞬間接着剤で仮着後、口腔内にて試適を行う。チェアサイドでは、ワンスクリューテストにてX線写真で適合確認および締結時手指感覚適合を確認する。適合に問題がなければ、隣接および咬合コンタクトの調整を行う。

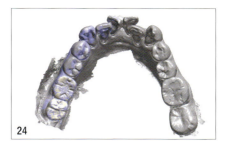
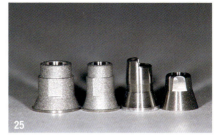
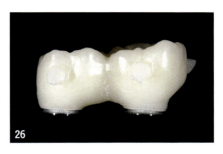
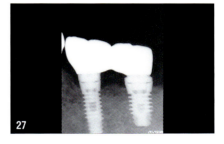
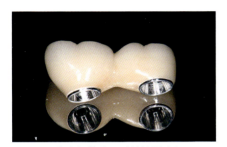
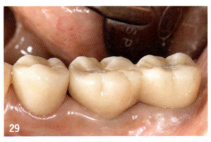
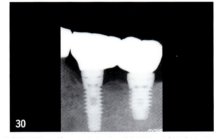

図28 最終上部構造。試適後研磨し、アセトンにてシアノアクリレートを溶解させて、ジルコニアフレームワークとTi-baseを一度外し、ジルコニアの研磨とステインニング後、インデックスモデル上で接着レジンセメントによるTi-baseとの接着を行う。

図29、30 口腔内に装着された最終上部構造とX線写真。ポーセレンレイヤリングのないモノリシックフルカントゥアジルコニアフレームとTi-baseによるハイブリッドデザインのスクリュー固定のマルチユニットアバットメントレベルの上部構造。ベリフィケーションインデックス上でセメンティングすることで精度が担保される。高透光性ジルコニアの登場で十分強度と審美性の高い上部構造の製作が可能となった。

いながら、スキャンスピードや正確性などを徐々に改良してきている。

また、金属製修復物の多い日本人の口腔内では、パウダーフリーを謳っているオーラルスキャナーであっても、ライトパウダリングを行ったほうがスキャンスピードや正確性が上がるという研究データもあることから、パウダリングも必要に応じて積極的に使うべきだと筆者は考えている。さらに、周囲の明るさはスキャン時に悪影響を与えるという報告もあるので、余計な光が口腔内に入らないような配慮も必要である。

そして何より、術者の習熟度が印象時間および精度にも影響するため、誰でも簡単にというわけにはいかないのが現状である。しかし、このような新しい技術革新においては、パラダイムシフトを目の当たりにすることができるし、練習も含め経験はやはり重要な武器となる。

いずれにせよ、デジタルデンティストリーにおいて、アナログ印象の必要な場面はまだあるが、オーラルスキャナーの守備範囲は拡大してきており、特にインプラント治療においては、近い将来必要不可欠なものになると確信している。

## 参考文献

1. 深澤翔太, 夏堀礼二, 大平千之, 田邊憲昌, 齋藤裕美子, 久保田ひろみ, 近藤尚知. 口腔内スキャナーの多数歯における位置再現精度に関する研究. 第47回口腔インプラント学会・学術大会 ポスター発表.

# シンポジウム1

## The new concept of esthetic digital implant dentistry

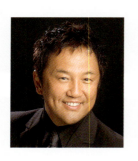

山下恒彦　Tsunehiko Yamashita　（デンテックインターナショナル（株））

1984年　大阪歯科学院専門学校卒業、渡米
1988年　大阪セラミックトレーニングセンター修了
　　　　米国にてDentech International, Inc.開業
1991年　日本・大阪にてデンテックインターナショナル（株）開業
Academy of Osseointegration、American Prothodontic Society Osseointegration Study Club of Soutern California、OJ常任理事、日本デジタル歯科学会理事、日本歯科技工士会認定講師

### はじめに

現在、歯科界の各分野ではデジタル化のビッグバンが起こっており、その波は当然のごとくインプラントデンティストリーにも大きく影響をもたらし、患者の外科的負担の軽減（MIコンセプト）、治療期間の短縮化などのメリットが随所に現れるようになってきている。

この流れは、デジタル化を先行してきたインプラント補綴において特に顕著に現れており、設計段階からCAD/CAMテクノロジーとデジタル化した診断ツールを駆使することで、より安全で審美的な治療を可能にした。今日では口腔内スキャナーや補綴材料、テクニックなども開発され、ますます患者のニーズに沿った「患者ファースト」の治療方法が選択できるようになってきた。

これら一連の治療の流れからCAD/CAMテクノロジーを用いた最新のインプラント補綴コンセプトをその種類、デザイン、材料なども含め詳しく解説していきたい。

### Passive Fitを得るために

インプラント補綴でもっとも重要な事項にPassive Fitが挙げられる。CAD/CAMテクノロジーがインプラント補綴に導入される前は、このPassive Fitを得るためインプラントテクノロジスト達が手作業で、さまざまなテクニックを駆使して適合と格闘してきた。しかも、歯冠修復材料にもっとも使用されていたものが金合金であったため、口腔内試適後金属フレームに陶材築盛などのレアリングマテリアルの焼成を行うと歪みが起こり、堂々巡りとなっていた。

しかし、CAD/CAMテクノロジーがインプラント技工に導入されるとミリングによるフレームワーク加工が可能となり、TiやCo-Crといった生体材料が最終上部構造体に使用されるようになった。

そして、現在では中間ならびに上部構造体に数多くジルコニア（Zr）が使用されるようになったが、その物性を理解してインプラント補綴に使用している歯科医師がどのくらいいるかは疑問である。歯科技工士に至っては、インプラント補綴の仕事をメーカーの言いなりで行っている様は真に危惧するところである。

そこで、筆者らは使用材料がZrに移行してもインプラント補綴の最優先事項であるPassive Fitを得るために、どのように作業を進めれば今までどおりの適合が得られるかを3年以上の年月を費やして研究し、世界初のインプラント専用Zr Discとその補綴様式を開発した。

開発された材料のコンセプトと、それを使用した臨床例を紹介したい。

### インプラント専用Zr Disc

インプラント専用Zr Discを考えるうえで、必要事項として原材料、CIP処理、高強度、高透過性などにフォーカスしていく必要がある。

#### 原材料

インプラント専用Discとして原材料のセレクションはもとより、SEM像ならびにシンタリング後の研磨面などの確認が重要である。

メーカーによっては何社かの材料を混合し成形しているDiscも存在し、それにより原材料メーカーが提示している強

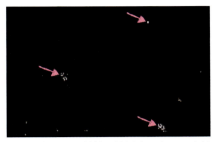

図1 劣悪な原材料を使用するとシンタリング後の研磨面に多くの空隙が確認できる。

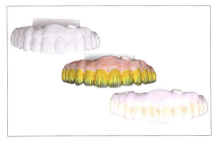

図2-a 劣悪な原材料使用ではカラーリングによりシンタリング後、色ムラが発生する。

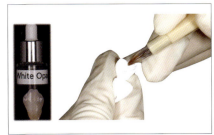

図2-b 金属の支台歯やTi-Baseを使用していた場合、金属色を遮断するためフレームワーク内面にWhite opaqueを塗布することが多々ある。これもカラーリング法の一種である。

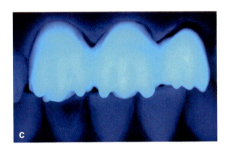

図2-c 蛍光効果を上昇させる溶液もカラーリングの一種で、不良な原料で蛍光性にムラができる。またカラーのLayer Discを使用するとフレームが黄色に変化する。

図2-d Zr補綴装置の切縁部に透明感を上げる溶液もカラーリングであり、劣悪な材料において透明感のムラを作る。

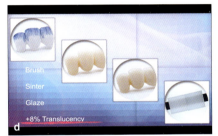

度や透過光などにも影響が起こり、経年劣化も起こりうる状態になっている。また、メーカーによっては、企業秘密ということで、これらすべての情報を開示しないまま販売している企業も存在している。混合された材料の研磨面をSEM像で確認すると、多くの空隙が確認され（図1）、これに技工作業として多々行われているシンタリング前のカラーリング法（図2）により色調にムラができたり、濃い色のスポットが発生する。

## CIP処理

現在、大半の企業でCIP処理をうたっているZr Discもその形成環境やマシーン、手法などでシンタリング後の寸法精度は大きく変わる。インプラント専用Zr Discの最重要事項は寸法精度であるため、形成方法におけるDisc選択は慎重に行わなければならない。

筆者らは、まず金型プレス成型により単体のDiscを成型し、その後にCIP成型を行う手法を良しとしている（図3）。

しかし、このような方法で形成されたZr DiscにおいてもZrの物性上その変形をゼロにすることは不可能である（図4）。

特に、インプラント補綴はインプラント体のFlange Topから対合歯までの咬合高径がコンベンショナルなクラウンブリッジ製作に必要なものと比較してかなり分厚いものが必要であり、分厚いDiscほど変形が起こるのは定説である（図5）。

したがって、補綴方法によりこの誤差を補正する必要があるが、自社のZr補綴装置を販売したいがため、誤差のある補綴装置であっても偽証して販売を行っている業者もいるので、必ず口腔内でフレームワークや最終補綴装置のワンスクリューテストを行う必要がある。

## 強度と透過性

Zr材において、この2つの物性は相反するものである。強度を求めると透過性が下がり、透過性を求めると強度が下がる。これまでの高透過性のZrのほとんどが5Y、6Yといったカテゴリーの材料で、その強度のほとんどが800MP以下であった。インプラント補綴を考えた場合、そのデザインにより歯頸部付近の強度が3Y相当の1,100MP以上が理想であり、また、切縁部は以前のモノリシックZrより透過光を持たせつつ強度も確保したものを選択したい。

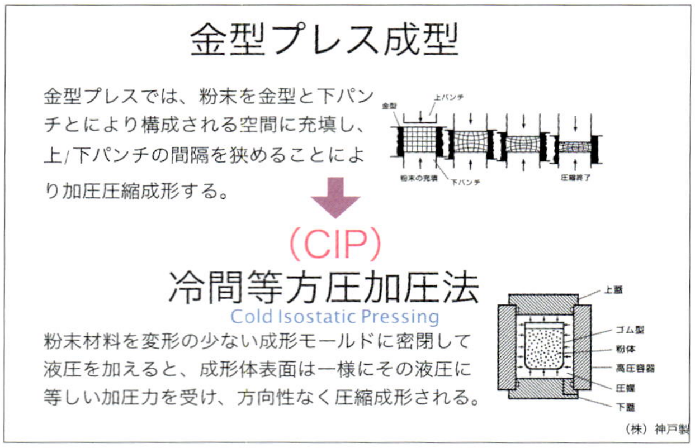

# ■シンポジウム1

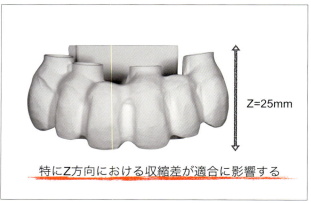

**図3** 近年Zrの成型方法も進化し、善良な企業は1つずつ金型プレスを行ったのちにCIPをかけている。しかし形成を行っている環境下でその精度は大きく変わる。

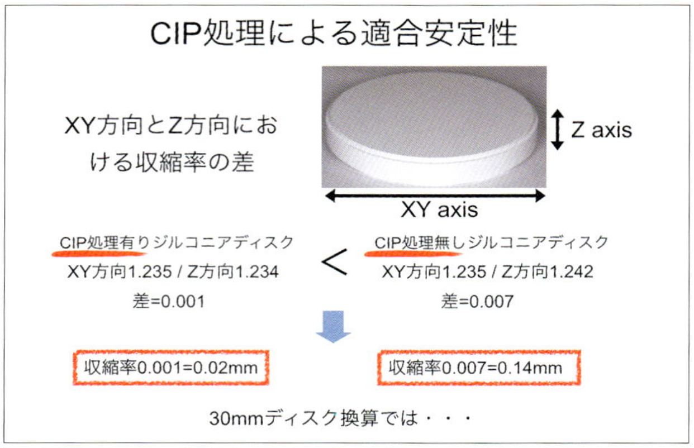

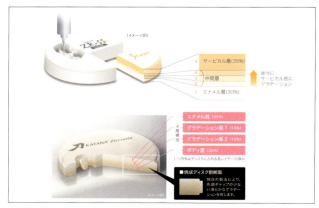

**図4** いくら最善の環境と成型方法を行ったとしても、Zrの物性上、収縮による変形を0にすることは不可能である。

**図5** 特にインプラント補綴のように厚みのあるDiscを使用する補綴装置は変形が顕著に現れる。

**図6** 日本では色相のみのMulti-Layer Discが主流であり、インプラント補綴にフォーカスされたDiscは皆無である。

## マルチレイヤー

近年積層系Discも各メーカーが開発を行っており、日本市場でもポピュラーになってきている。しかし、そのほとんどが色相にフォーカスを置いたグラデーションDiscである（**図6**）。海外ではすでに10Layerを超す色相グラデーションDiscなども存在し、色の境目が識別できないほどである。

しかしインプラント補綴には、色相、透明度、強度の3要素すべてを兼ね備えたTriple Multi-Layer Zr Discが必要であり、特に歯頸部周囲の強度と切端付近の透明度は不可欠である。

## ◗ Zr Disk for Implant

筆者らは世界初のインプラント専用Zr Discとして、シンタリング後の精度はもとより、歯頸部周囲相当部には1,300MPの強度を持たせつつ明度を45％以下に抑え、逆に切端部には55％以上の透過性を持たせながらも強度を950MPまで引き上げたZivino Zr Discを開発した。また、インプラントの埋入角度やインプラントFull-mouth Reconstruction製作を考慮して、厚さは30mmまでラインアップし、1ピースで切削困難であった全顎的なケースにも対応できるようにした（**図7**）。

## ◗ Zr Hybrid Design

Full Zrのアバットメントやフレームワークの補綴デザインではその物性を考慮した場合、やはり使用すべきではないことがわかってきており、欧米ではすでに大半がTi-Baseをインプラント上部構造体とボンディングし適合補正などを行

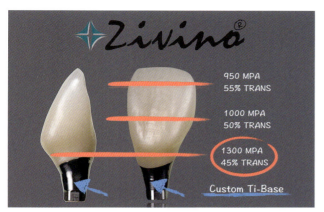

図7 世界に先駆けインプラント補綴専用のZr Discを開発し、厚みも30mmまでラインアップさせ、深度にバラツキのあるインプラント補綴も1ピースで作製可能にした。

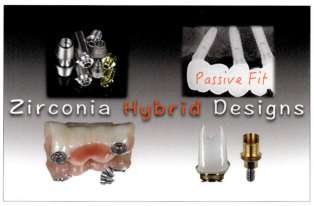

図8 欧米ではすでにZrインプラント補綴はHybrid Designが主流である。

## インプラント専用Zr Discを用いた臨床例

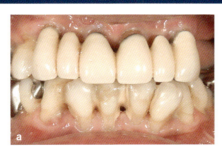

図9-a、b 術前の患者の口腔内とパノラマX線写真。

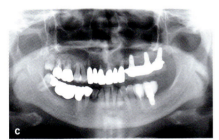
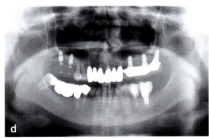
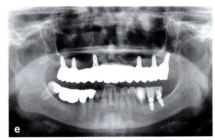

図9-c〜e 患者は重度な歯周病疾患であったが、極力抜歯しないで欲しいとの要望で最小限のインプラント治療から開始した。

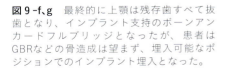
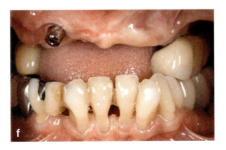
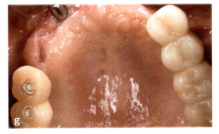

図9-f、g 最終的に上顎は残存歯すべて抜歯となり、インプラント支持のボーンアンカードフルブリッジとなったが、患者はGBRなどの骨造成は望まず、埋入可能なポジションでのインプラント埋入となった。

うHybrid Designが主流となってきている(図8)。また、Ti-Baseも既製品やSemi-CustomからFull-Custom Ti-Baseへと移行している。

ここまでに解説した内容をふまえて、インプラント専用Zr Discを用いた臨床例を見ていただきたい(図9)。

■シンポジウム 1

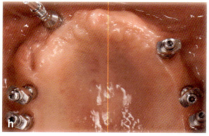
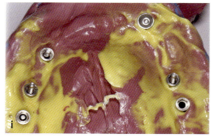
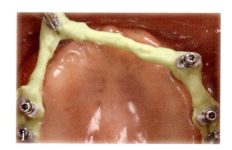

図9-h～j　コンベンショナルな方法で最終印象を採得する。

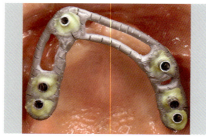
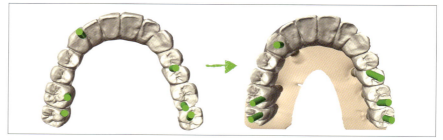

図9-k　Verification Cast製作のためのジグを採得する。

図9-l　模型上にスキャンボディを立てスキャンを行い、CADソフト上でアクセスホールの位置を補正する。

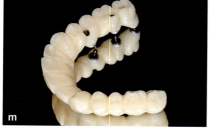
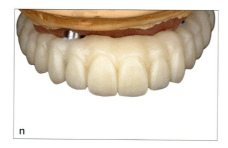

図9-m　データからプロビジョナルレストレーションを作製する。

図9-n　約4ヵ月口腔内で各調整を行ったプロビジョナルレストレーションを口腔外でスキャンし、口腔内に戻して最終調整を行う。

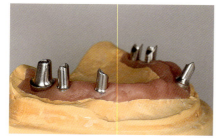
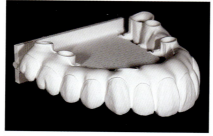
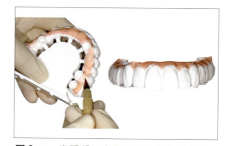

図9-o　最終上部構造体の形態が完成した後、Custom Ti-Baseを製作する。

図9-p　Zrフレームワークを削り出した状態。歯冠部は一切カットバックを行っておらず、歯頸部に若干カットバックを加えた程度である。

図9-q　歯頸部に少量のピンク色のカラーリングを施した。決して多量に塗布してはいけない。

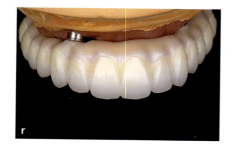
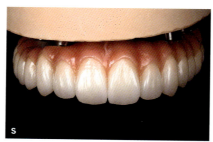

図9-r　シンタリング後の状態。歯頸部には薄っすらとピンクの色調が施されている。

図9-s　歯頸部に歯肉色陶材を築盛し、歯冠部の唇側面に若干のステインを施し、その他の部位は鏡面研磨を行い完成させる。

The new concept of esthetic digital implant dentistry　山下恒彦

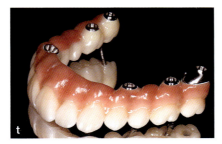
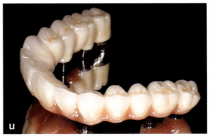

図9-t、u　Custom Ti-BaseをVerification Cast上でZr上部構造体とボンディングを行う。

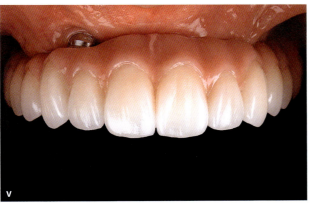
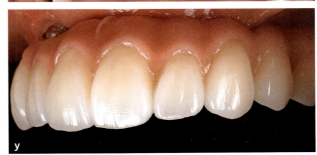
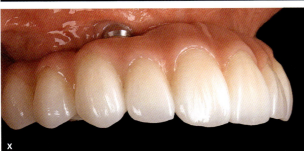

図9-v〜y　最終上部構造体を口腔内に装着した状態。切縁部、咬合面に透明感があり、これまで全顎的なケースなどに使用していた3YグレードのZr Discで製作された補綴装置とはまったく色調表現が異なる。治療担当：佐藤洋司氏（秋田県開業）。

## まとめ

　筆者が長年にわたってZrインプラント補綴の臨床に向き合ってきた経験から、さまざまなことが解明されてきた。
　その最重要事項の1つに、現時点でインプラント補綴に必要なPassive Fitを得ることのできるZrマテリアルは存在しないということである。よって、その誤差を補正すべくHybridタイプの補綴様式が必要である。
　2つ目はDental Materials Scienceを理解し、Zrインプラント補綴に向き合わなければ、口腔内装着後ただちにさまざまな合併症に遭遇するということである。インプラントテクノロジストもZrのカットバックデザインや、カラーリングの有無などを理解し作業を行わなければ、予知性があり、経年的に口腔内で機能する補綴装置を患者に提供することはできない。
　最近ではインプラント治療も見てくれだけの審美を追いかけている術者を数多く見かけるが、材質が変われどインプラント補綴のゴールド・スタンダードは一つである。
　しかし、現在までなぜインプラント補綴専用のZr Discが存在しなかったのかは、大いに疑問が残る。今後、インプラントメーカーもその補綴手法を理解し、一刻も早く筆者以外に新たな開発に着手することを期待する。

*33*

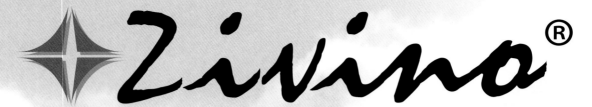

デンテックインターナショナル株式会社 オリジナル商品新発売

【ジビーノ】イタリア語で『神々しい（divino）』とジルコニアを合わせた造語です。

## インプラント補綴に特化したジルコニアディスク

### クラウンブリッジにも、もちろん使用可能です。

■ 管理医療機器 歯科切削加工用セラミックス／歯科補綴物用ジルコニアディスク for インプラント ■

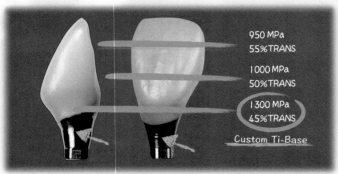
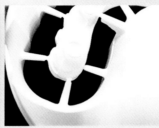
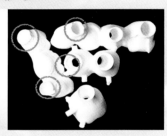

加工時に生じるクラック、チッピングのリスクが Zivino（ジビーノ）では大幅に軽減されます！

※ブリーチのディスクにおいては、最大で歯頸部側1460MPa、咬合面側1050MPaの強度となっております。

### 色調、強度、トランスルーセントの三種類のマルチレイヤーを施したトリプルレイヤーディスクです。

### Zivinoを使用したZEX症例（フルジルコニア）　　　Dr.Hiroyuki Takino

**Before**　　　**After**

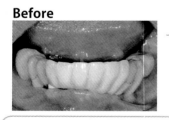
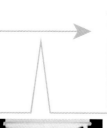
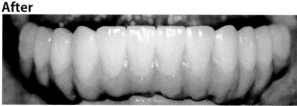
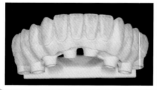
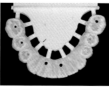
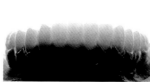
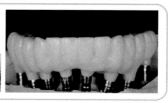
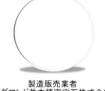

製造販売業者
アダマンド並木精密宝石株式会社

医療機器認証番号
229AGBZX00044A02

★歯冠部は一切カットバックしていません。　★歯肉部のみ歯肉色ポーセレンを一層レイヤリングを施しています。

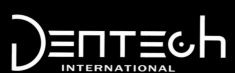

デンテック インターナショナル株式会社　www.dentech-inc.jp

■ 大阪オフィス
〒564-0063 大阪府吹田市江坂町1-16-32 デンテックビル
Tel：(06) 6192-1000　Fax：(06) 6192-1010
Eメール：info@dentech-inc.jp

■ 東京オフィス
〒110-0015 東京都台東区東上野6-23-5 第二雨宮ビル1F
Tel：(03) 5826-5900　Fax：(03) 5826-5901

# シンポジウム2

## 長期症例から問題を探る
―補綴的合併症と咬合、メインテナンス

武田孝之　Takayuki Takeda

木原敏裕　Toshihiro Kihara

桜井保幸　Yasuyuki Sakurai

# シンポジウム2

## 長期症例から問題を探る
―特に力学的問題に対して―

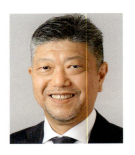

武田孝之　Takayuki Takeda　（東京都開業）

1980年　東京歯科大学卒業
1985年　東京歯科大学大学院歯科補綴学修了
1990年　武田歯科医院開業
日本補綴歯科学会指導医・専門医、日本口腔インプラント学会専門医、
東京歯科大学口腔インプラント学講座臨床教授

### はじめに

　骨結合型インプラントが日本に紹介されてから、約35年が経過した。この間、インプラント自体の長期性から適応症の拡大、高度な審美性と次々と衆目を集め、現在では欠損補綴の中心と考えられるまでに至った。

　しかし、ややもすると補綴法の選択の際に、経済的に余裕のある方はインプラント、費用がない方は可撤性義歯というような誤った理解まで生じてしまっている。さらに、臨床経験の浅い歯科医師の中には、過度にインプラントを信頼して、壮年期の患者においても安易に天然歯を抜歯し、インプラントに置き換えていく方針を立てる傾向が見られる。

### インプラントの長期経過と補綴後の合併症

　ここで改めてインプラントの長期経過の報告を確認したい。紹介するデータは九州インプラント研究会の複数の会員（日本口腔インプラント学会専門医および指導医）により治療がなされたもので、長崎大学口腔インプラント学分野の澤瀬隆教授に統計処理をしていただいたものである[1]（図1、2）。10年で約95％、25年で約85％という累積的残存率が示された。このデータをどのように考えるかは各々の歯科医師、患者によって異なると思うが、治療法としては認知される成績と考える。しかし、合併症であるインプラント周囲炎はほぼ毎年1％ずつ、28年で約28％と思いのほか多く発症している。

　次に、インプラント補綴後の合併症の発症に関して、インプラント関連以外の天然歯の変化についての2つのデータを見ていただきたい（図3）。これはいずれも当院の結果で、いわゆるEBMとは異なるものだが、インプラント周囲炎（Peri-implantitis + Peri-implanti-load-titis）の発症率と同等か、それ以上に天然歯の抜歯が多く観察された。さらに、抜歯に至った原因と歯髄の有無の関連性に焦点を当てると、いわゆるパワータイプで無髄歯に圧倒的に抜歯が多く観察された（表1）。臨床実感では、インプラント補綴後の再治療の多く

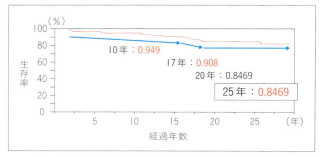

図1　Straumann TissueLevel implant（Screw type）の28年間にわたる累積的残存率（九州インプラント研究会による）。25年で約85％の累積的残存率を示し、治療法として高い成績である。

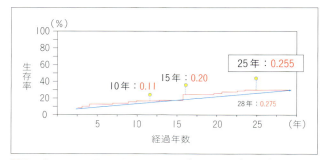

図2　Straumann TissueLevel implant（Screw type）の28年間にわたるインプラント周囲炎累積的発生率（九州インプラント研究会による）。必然的な合併症であるインプラント周囲炎は28年で約28％と、ほぼ毎年1％ずつ発症していた。

長期症例から問題を探る—特に力学的問題に対して— 武田孝之

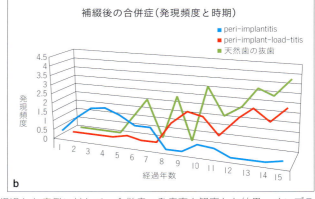

図3-a、b 補綴後に起こる問題点(武田歯科医院調べ)。補綴後15年以上経過した症例に対して、合併症の発症率を観察した結果、インプラント周囲炎(Peri-implantitis + Peri-implanti-load-titis)の発症率と同等かそれ以上に天然歯の抜歯が多く観察された。

表1 補綴後の抜歯状況：歯の喪失原因と歯髄の影響度(武田歯科医院調べ)

|  | 症例数 | 喪失歯/症例数 | 喪失歯/残存歯 | 喪失歯/失活歯 | 喪失歯/生活歯 |
|---|---|---|---|---|---|
| パワータイプ | 28 | 3.6歯 | 102/480(21.3%) | 95/385(24.7%) | 7/95(7.4%) |
| カリエスタイプ | 16 | 0.9歯 | 14/277(5.1%) | 12/188(6.4%) | 2/89(2.2%) |
| ペリオタイプ | 14 | 1.3歯 | 18/281(7.5%) | 10/85(11.7%) | 8/196(4.1%) |

観察対象：58症例、1,038歯(喪失歯134歯)、平均喪失歯数：2.3歯、平均観察期間：15.8年。補綴後、抜歯に至った原因と歯髄の有無の関連性に焦点を当てると、いわゆるパワータイプで無髄歯に圧倒的に抜歯が多く観察された。

は無髄歯の抜歯にともなうものである。以前はインプラントの対合歯に問題が起きやすいと言われていたが、つぶさに観察すると隣接歯はもとより、さまざまな部位で抜歯が観察される(図4)。

治療ゴールは、患者の年齢(健康年齢)、治療に対する要望、補綴後のリスクなど、さまざまな要素を総合的に判断して決定するが、高齢者では特に無髄歯の取り扱い方が大きな鍵となる。

## 欠損歯列の診断

インプラントを適用する場は欠損歯列だが、インプラントというとすぐに治療(欠損補綴)を考えがちだ。なぜ崩壊が起こったのかを考える前に、どうやって修復したら良いのかを最初に考えてしまうのかもしれない。しかし、欠損歯列は機能障害をともない慢性疾患タイプの病態を有するので、補綴後も徐々に崩壊する可能性を有している。まずは、崩壊原因を推測し、補綴後のリスクを軽減することが重要である。

そのためには、何をしなければならないのか。それは、診断(評価)である。そして、現症から未来予測を行うが、その時に「見逃し」と「読み過ぎ」に注意しなければならない。「見逃し」は疾病が活動期にある時、致命的になることがある。一方、「読み過ぎ」は停滞期にある時、過剰介入につながり患者の不利益となる場合もある。歯科治療、特に補綴治療では全顎補綴がもっとも良い治療だと考えられがちだが、慎重な判断が求められる。もし、疾病拡大のスピードがわからないときは、最小限の治療を行い、時間をかけて判断すべきである(時間診断)。診断(評価)は一つであるが、治療方針は優先順位によって多岐にわたる。

患者が来院された時にどのような物差しに当てはめて診るべきかを示す。4つの物差しを利用して、患者および欠損歯列の特徴を把握すると見誤らない(図5)。

## シンポジウム2

### 補綴後、28年間経過した一例

患者年齢および性別：34歳、男性　　　主訴：噛みにくい

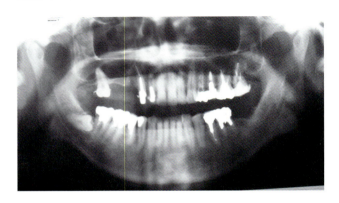

```
7       3 2 1 | 1 2 3 4 5 6 7
7 6 5 4 3 2 1 | 1 2 3 4 5 6
          無髄歯：赤色、インプラント：青色、要抜歯：グレー
```

**図4-a** 1990年3月、初診時。4歯喪失、12歯無髄歯であり、いわゆるカリエスタイプであった。

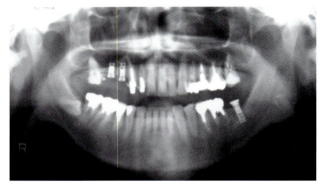

```
7 6 5   3 2 1 | 1 2 3 4 5 6 7
7 6 5 4 3 2 1 | 1 2 3 4 5 6 7
          無髄歯：赤色、インプラント：青色、要抜歯：グレー
```

**図4-b** 1990年6月、インプラント埋入時。

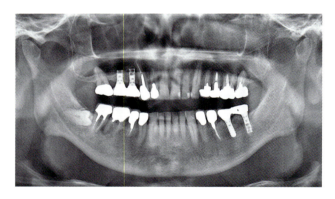

```
7 6 5   3 2 1 | 1 2 3 4 5 6 7
7 6 5 4 3 2 1 | 1 2 3 4 5 6 7
          無髄歯：赤色、インプラント：青色、要抜歯：グレー
```

**図4-c** 2009年3月、患者は53歳。インプラント埋入後19年。｢7部インプラントの隣接歯が抜歯となりインプラントを追加埋入した。

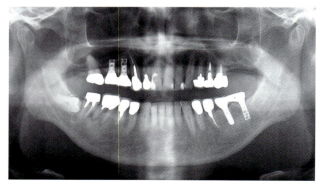

```
7 6 5   3 2 1 | 1 2 3 4 5 6
7 6 5 4 3 2 1 | 1 2 3 4 5 6 7
          無髄歯：赤色、インプラント：青色、要抜歯：グレー
```

**図4-d** 2015年3月、インプラント埋入後25年。｢7部インプラントの対合歯の7｣を抜歯した。

長期症例から問題を探る―特に力学的問題に対して― 武田孝之

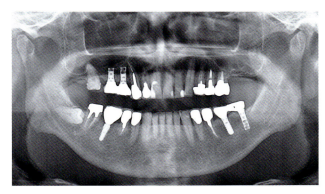

| 7 | 6 | 5 |   | 3 | 2 | 1 | 1 | 2 | 3 | 4 | 5 | 6 |   |
|---|---|---|---|---|---|---|---|---|---|---|---|---|---|
| 7 | 6 | 5 | 4 | 3 | 2 | 1 | 1 | 2 | 3 | 4 | 5 | 6 | 7 |

無髄歯：赤色、インプラント：青色、要抜歯：グレー

**図4-e** 2016年4月、インプラント埋入後26年。右側上顎インプラントの対合歯の6⏌を抜歯し、インプラントを追加埋入した。

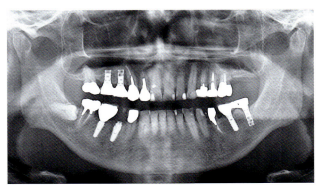

| 7 | 6 | 5 |   | 3 | 2 | 1 | 1 | 2 | 3 | 4 | 5 | 6 |   |
|---|---|---|---|---|---|---|---|---|---|---|---|---|---|
| 7 | 6 | 5 | 4 | 3 | 2 | 1 | 1 | 2 | 3 | 4 | 5 | 6 | 7 |

無髄歯：赤色、インプラント：青色、要抜歯：グレー

**図4-f** 2018年6月、インプラント埋入後28年。6⏌部インプラントの隣接歯を抜歯し、インプラントを追加埋入した。28年間で4歯、無髄歯を喪失した。

## 1：年齢（健康年齢）（図5-a）

人は歳を重ねることによって、加齢、老化、疾病罹患を起こし、死に至る。それゆえ、治療開始時の年齢、健康度によって治療後の変化量、スピードに大きな差が出る。

同じ欠損形態でも年齢、健康度によって治療ゴール、計画を変える必要がある。全身的に大きく変化する時期が近い患者（おもに高齢者）に対しては、リスクのある天然歯（特に無髄歯）は積極的に抜歯する。自己清掃ができなくなると根面う蝕、歯周病から一挙に歯を喪失するからである。また、運動障害性咀嚼障害を起こすと、介護の現場では天然歯すらないほうが良いとも言われる。このような状況下では、患者の健康度は歯科診療でも重要項目となる。

しかし、壮年期までの年齢層（死亡時最頻値年齢まで2、30年ある場合）は可及的に天然歯を保存するように心がける。インプラントは長期にわたって口腔内で機能させたいが、徐々に残存率は下がるので、インプラントに対して過大な期待を持つべきではない。

## 2：上下顎顎間関係から歯の診断へ（図5-b）

日常臨床では歯科医師の宿命として、まず歯から診てしま

```
欠損歯列：連続性を有する継続した病態・コース

┌──────────┐   連続性疾患から
│   年齢    │   不連続となる時期への対応
│健康状態（高齢者）│   歯の保存と機能の維持への転換
└──────────┘
```

**図5-a** 4つの物差し：①年齢（健康年齢）。同じ欠損形態でも、年齢、健康状態によって治療ゴールを変えなければならない。

う。それを当然と思われる先生も多いかと思うが、上下顎の骨格関係から診断を行うことが肝要である。上下顎の対向関係が正常で、かつ、歯列弓のバランスが良いことが安定につながるからである。しかし、成人の場合、上下顎の骨格関係の著しい不調和を是正しようとすると、外科処置（骨切り）を行って調和させるしかなく、現実的ではない。

次に、歯列（アーチ）の調和を診る。病的咬合と診断した場合、成人矯正を考えるが、ここでも患者の年齢、周辺状況によって成人矯正のリスクと効果を勘案して提案する。そして、

39

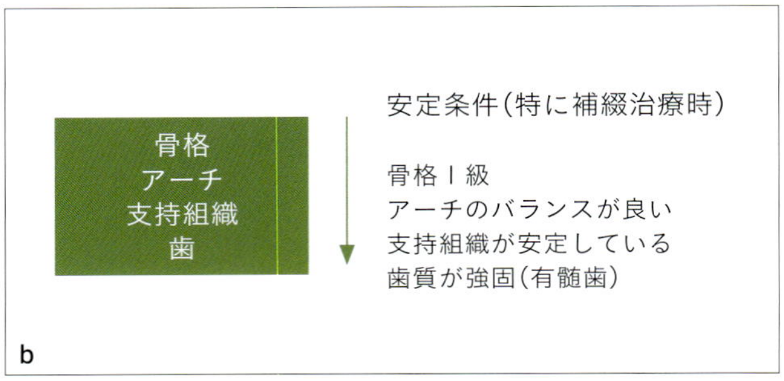

# ■ シンポジウム２

**図5-b** ４つの物差し：②上下顎顎間関係から歯の診断へ。まずは骨格、そしてアーチのバランスを診断する。そして歯周組織、歯と診てゆく。

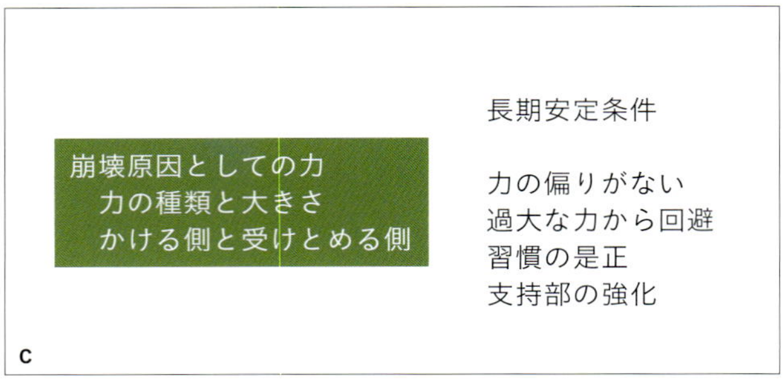

**力の種類と問題**

1. 過大な力
2. パラファンクション
　　時期：夜間、昼間、両方
　　　グラインディング、クレンチング、ナッシング、複合型
3. 食事の習慣
　　偏咀嚼、食事の癖
4. ガイドの問題（病的咬合）
　　代表的なものは犬歯、前歯のガイドがない臼歯部への負担過重

**図5-c** ４つの物差し：③歯の喪失原因としての力。崩壊原因の主体は「力」であることが多い。

**図5-d** ４つの物差し：③歯の喪失原因としての力。その力の種類と問題点。「力」を４つに分けて診断する。

最後に歯周組織（インプラントの場合は骨）、歯（疾患、歯髄の有無、歯質の強度など）を診断する。

インプラントの長期性は骨によるところが大きいので、骨の診断は最重要項目とも言えるが、歯を喪失してきた原因が骨格や歯列の不調和にある場合には、一般的なインプラントの術前診断や計画のみではその価値、意味は半減してしまう。

## ３：歯の喪失原因としての力（図5-c、d）

歯の喪失原因を推測し改善することが、長期安定につながる重要な点である。リスクの高い症例の特徴として、感染の場合は免疫力、力の場合は力をかける側の問題をどう見抜くか、そして、それを患者に伝えて、理解、納得してもらい、患者自身に改善する努力をしてもらえるかが課題となる。力の問題は４つに分けて観察する。

1. 過大な力
2. パラファンクション（特にクレンチング、そして、いつ行っているのかを把握）
3. 咀嚼時の力（偏咀嚼、習癖）
4. ガイドの問題（早期接触）

一般的に力というと、すぐにパラファンクション、そして、対応はナイトガードという道筋になるが、それでは力を正確に把握しているとは言えない。

## ４：欠損歯列の評価（図5-e〜i）

欠損歯列が現在、どのような状態にあるか（重症度）、喪失スピードが早いか（リスク）、そして、どのような方向に欠損が拡大しているのかを把握する。それには宮地建夫先生が提唱された咬合三角、生涯図、Cummerの分類（歯列内配置）に現存歯数、咬合支持数、歯の配置、年齢のデータを当てはめて評価を行う。

特に咬合支持数が８や９以下で、下顎に比較して上顎の欠損歯数が多く、平均よりも早いスピードで喪失が進んでいる患者へ対応を誤ると、一挙に崩壊しかねない。

インプラントは擬似的に咬合支持を増やすことが可能である。受圧条件（歯の配置）を改善し、加圧因子（遊離端欠損部へ噛み込む歯）を咬合支持に改変できることで、欠損歯列の難度を変えることができる。特に義歯の支台歯として組み込む使用法は有効である。

## おわりに ―インプラント補綴の目的―

インプラントを適用するということは、インプラントでしか改善できない、もしくは、インプラントが従来の補綴法に比較して効果が高く、リスクを小さく抑えられる方法であると術者が判断したということである。

図5-e　4つの物差し：④欠損歯列の評価。症例の崩壊度、咬合支持レベルの悪化度、スピード、パターンから、欠損歯列の評価を行う。

図5-f～i　4つの物差し：欠損歯列の評価。咬合三角（咬合支持レベル）、生涯図（スピード）、Cummerの分類（パターン）に当てはめた一例[2]。この症例では咬合支持レベルは咬合崩壊群に属し悪化度は著しく、崩壊スピードは早く、上顎前歯部を失うと左右的すれ違い咬合に向かう。補綴的難症例であることがわかる。

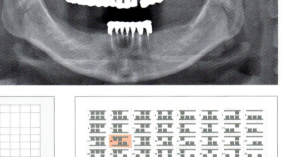

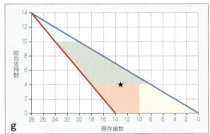
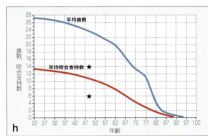

改めてインプラント補綴の目的を列記すると、
1．天然歯の保護（補綴介入による二次予防効果）
2．安定した咬合の維持
3．従来法では成し得ない機能回復・維持
となるが、特に壮年期までの患者に対しては、インプラントを適用し天然歯を保護することが重要である。しかし、健康を阻害する状況が時間的に近いと判断される場合には、天然歯を中途半端に残す方法を選択するよりも、補綴法として可変性を有するインプラントを効果的に適用するほうが良いとも考える。

しかし、補綴介入によって変えられない因子、すなわち、年齢、骨格、歯（無髄歯）、力というものをどのように考えて治療を進めていくかが今後も大きな課題となる。

### 参考文献
1. Horikawa T, Odatsu T, Itoh T, Soejima Y, Morinaga H, Abe N, Tsuchiya N, Iijima T, Sawase T. Retrospective cohort study of rough-surface titanium implants with at least 25 years' function. Int J Implant Dent 2017；3(1)：42.
2. 本多正明, 宮地建夫, 伊藤雄策, 武田孝之(編著). 見る目が変わる！「欠損歯列」の読み方,「欠損補綴」の設計. 東京：クインテッセンス出版, 2013.

# シンポジウム2

## 歯科治療を成功に導くために

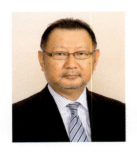

木原敏裕　Toshihiro Kihara　（奈良県開業）

1981年　大阪歯科大学卒業
1984年　木原歯科医院
日本臨床歯科医学会理事、大阪SJCD研修会代表、OJ特別顧問

### はじめに

　筆者は、インプラント治療を始めて30年になる。当初は骨のある部位だけに埋入していたのが、やがてGBRで骨のない部位にまで埋入するようになり、前歯部の審美性やサイナスにまでアプローチするようになって、現在では欠損部位に対する第一選択はインプラントという風潮になった。骨があり十分な付着歯肉があれば特に問題はないが、そういった条件の揃わない、あるいは咬合に問題のあるケースではやはり長期的にみて問題が出やすいと思われる。そこで、本稿では歯科治療を行う際に何を考えておかなければならないのか、そして臨床の中で長期症例を通じて何を学んだのか、これから気をつけることはどういうことなのかを述べてみたい。

### 歯科治療を成功に導くために

　まずは正常像を理解することが重要である。われわれ歯科医師は病的な患者ばかりを診ているので、正常な状態を忘れてしまいがちである。項目として、年齢、骨格、歯列、支持組織、歯が挙げられる。以下、各項目を詳しく考察する。

### 年齢

　同じようなケースであっても患者の年齢によって治療のオプションは変わってくる。たとえば、図1-a、bは20歳の女性患者で|2̲先欠、2̲|矮小歯、|1̲切端破折という状態だが、このようなケースに対して日本では保険治療の概念が存在するため、隣在歯を削ってブリッジにしたり、根管治療をしてクラウンにしたりという治療があたり前のようになされているが、インプラントや接着のコンセプトが確立している現在では隣在歯を削らないためのインプラント、根管治療をしてエナメル質を削ってしまわないための接着を駆使して患者の将来にとってできるだけ永続性が保てるような環境を整えるのが若年者に対する適正な処置であると考える。

　また現在の日本では高齢者が増え、昭和の時代に歯科治療を受けた患者の補綴歯のほとんどが無髄歯になっていることが多い。年齢とともに歯の数が減ってくると患者自身は「できるだけ歯を残して欲しい」という要望が強くなってくる。しかし、インプラントを適切に使えば歯の数が減りながらもより良く噛める状態にすることができるはずである。

　図1-c、dの84歳の男性の場合、上下顎にパーシャルデン

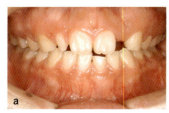 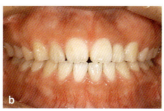 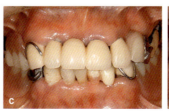 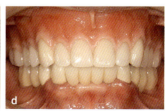

図1-a〜d　患者一人ずつに対して適切な判断ができているか？　20歳の女性（a、b）と84歳の男性（c、d）に行う治療オプションは当然異なる。

歯科治療を成功に導くために　木原敏裕

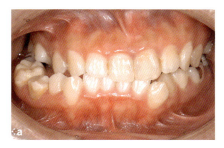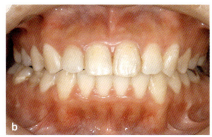

図2-a、b　患者は25歳の女性。上下顎の骨格の不調和のために咬合ができていない症例であった。このままでは将来さまざまな問題を起こす可能性が高いので矯正、外科治療を行って上下顎のバランスをとった。

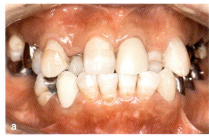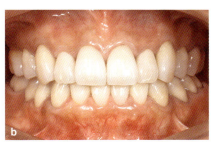

図3-a、b　数多くの歯を保険治療で補綴されている32歳の女性。問題を起こした原因を取り除かなければ根本的な解決にはつながらない。それには矯正治療が必須であり、その後の補綴治療で咬合を安定させる必要がある。

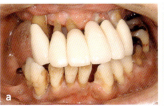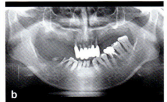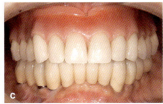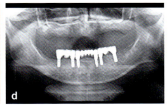

図4-a～d　歯周病でほとんどの歯が動揺している50歳の女性。すべての歯を抜歯し、下顎に6本のインプラント、上顎は総義歯とし、矯正後のような歯列を構築した。感染源を取り除くことも重要である。

チャーが装着されているが、鉤歯となっている歯はほとんどが抜歯の状態であり、今までと同じ治療を続けると上下顎の総義歯となり、咀嚼力が落ちるのは言うまでもない。下顎両側の犬歯だけを残し、下顎両側臼歯部にインプラント、上顎は総義歯とした。力のバランスを取ることができ咬合力は上がったと考えられる。

## 骨格（図2）

まずは上下の骨格が整っているかを判断する。歯科医師は多くの場合、一本の歯やその周辺の歯肉ばかりを見ているが治療をする歯、そしてその歯が正しい位置にあるのか、さらに上下顎の骨格が適正な位置関係にあるのかを確認しなければならない。いくら骨格の中で正しい位置に歯があったとしても、その土台となる骨の対向関係が正しくなければ矯正や補綴治療をしても正しい咬合関係を得ることはできなくなってしまう。

## 歯列（図3）

骨格のポジションがよくても骨のアーチと歯のバランスがとれているかが重要である。骨格の対向関係が良くても、その骨の中に歯列が正しく並んでいるかどうかが補綴治療の成功の鍵となる。Ⅰ級関係で犬歯ガイドが取れて、顎位が安定していることが歯科治療を成功させるための大きな要素となってくる。

## 支持組織（図4）

骨、歯肉の状態が病的であり歯を維持することができない。歯の欠損の原因として一番多いのは歯周病であろう。う蝕は減ってきているものの、歯周病が減ってきたということはあまり聞かない。インプラント治療にとって骨量不足は非常にリスクをともなうこととなり、治療を進めて行くうえで細心の注意が必要となる。もちろんインプラントを埋入した後のインプラント周囲炎も問題となる可能性が高く、歯肉、骨に対する評価をしっかりと行わなければならない。

# ■シンポジウム 2

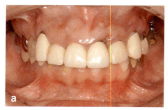 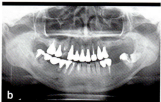 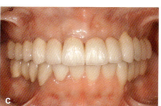 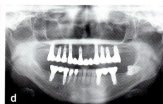

**図 5 -a〜d** すべての歯が保険で治療されているが、そのほとんどが歯根破折を起こしている。下顎 6 前歯だけを残して他は抜歯となるため、インプラントを用いて咬合再構成を行った。われわれ歯科医師は歯の構造をむやみに壊してはならないという症例である。

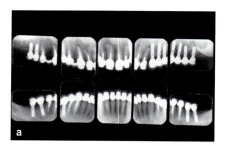 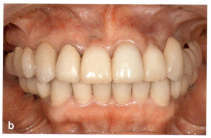 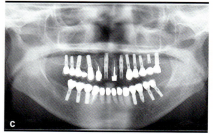

**図 6 -a〜c** 1994年に臼歯部に 6 本のインプラントを用いて全顎補綴をしたケースであるが、24年の間に 8 本のインプラントが増えた。初診の時点で現在の状況がわかっていればこれほど多くのインプラントは必要なかったのではないだろうか。

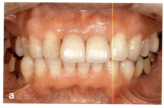 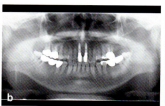 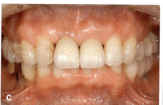 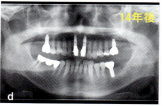

**図 7 -a〜d** 上顎中切歯 2 本のインプラントのケース。パノラマX線写真を見ると今後どのように歯を失っていくのかが理解できると思う。長期にわたるメインテナンスの中でどの歯がダメになった時にどこにインプラントを使うのかをあらかじめ見定めておくことが重要となる。

歯（図 5 ）

　日本人に対する歯科治療を行う場合の最大の問題は、すでに治療してある歯の多くが無髄歯になっていることである。審美的な要素はオールセラミックスで、機能的な問題はインプラントで解決することができるようになったが、残念ながら無髄歯を有髄歯に戻すことはできない。その意味では一本の歯に対する構造的な要素をできるだけ崩さないように、つまり歯根破折を起こさせないような配慮が必要である。

## 長期症例における問題点

　前述したとおり、日本人の口腔内においては治療済みの歯の多くが無髄歯の場合が多い。したがって、欠損部へのインプラント埋入は当然としても、残存歯が将来どのようになっていくかを考え、最終的な口腔内状態を想定して治療を開始しなければならない。

　図 6 は欠損部にインプラントを使って全顎的な治療をした後、次々と無髄歯が歯根破折を起こしていったケースである。現在の状態を見るとそれほど多くのインプラントは必要ないと思われるが、先に無髄歯を抜いてすべてインプラントにするのは、オーバートリートメントだろう。しかし、最小のインプラントで最大の効果を得るためには、最終的な口腔内状態を治療開始時に見極める必要があると思われる。

　図 7 は上顎両側中切歯が保存不可能であり、当該部位にインプラントを適応した症例である。その時点のパノラマX線を見ると筆者の経験上、どの歯が将来抜歯になるかがある程度理解できる。分岐部病変やう蝕など問題が出た時に適切に対応し、できるだけ少ないインプラントで将来の予知性が高くなるにはどのような設計をすべきなのかを考慮し、インプラントを使用すべきである。

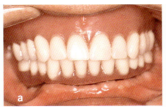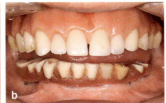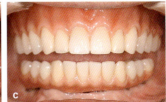

図8-a〜c 1996年に治療をした下顎ボーンアンカードのケース。硬質レジン歯は10年経過するとbのようになる。著しい咬耗により咬合高径が低下し、20年経過の中でこのケースは上部構造を2回再製した。

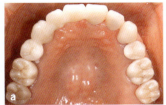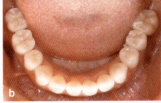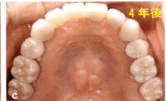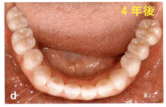

図9-a〜d 下顎前歯部以外の補綴装置はすべてジルコニアでコンタクトしている。c、dは4年後の写真であるが咬合面は光沢があり、ほとんど咬耗のあとが見られない。

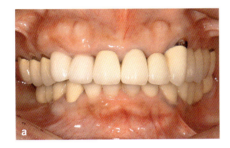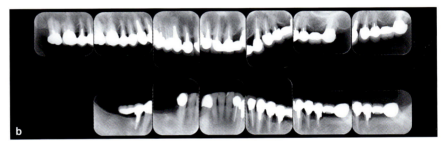

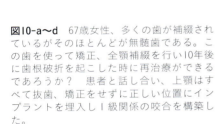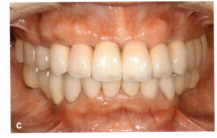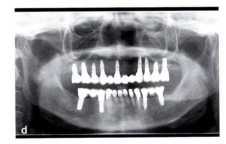

図10-a〜d 67歳女性、多くの歯が補綴されているがそのほとんどが無髄歯である。この歯を使って矯正、全顎補綴を行い10年後に歯根破折を起こした時に再治療ができるであろうか？ 患者と話し合い、上顎はすべて抜歯、矯正をせずに正しい位置にインプラントを埋入しI級関係の咬合を構築した。

## 人工歯の咬耗（図8、9）

　上部構造を作製する場合にはさまざまな種類の材料を用いる。軟らかい材質のものでは経年的に摩耗し、咬合高径の低下などが見られるようになる。しかし、最近ではジルコニアを使用することも多くなり、今までのPFM、ジルコニアのコーピングに築盛したポーセレンとは異なる様相を呈してきた。つまり、咬合面にほとんど変化が現れないのである。これの良し悪しについては、臨床とエビデンスの蓄積を待ちたい。

## 診断は矯正、処置はインプラント

　歯列に問題があり歯周病が存在し、欠損もある。そうした状況では、矯正とインプラント、補綴が必要となる。しかし、患者の年齢、歯列、無髄歯の状態を考えた時に矯正が必要であっても、術後にその支台歯が十分に使えるかを考えた時に無髄歯になってから30年以上経過している歯を支台歯として使うのにはリスクが高いと言えるであろう。

　図10は初診時67歳の患者で、矯正とインプラントを併用した全顎補綴が必要である。しかし、支台歯の状態を見るとほとんどが無髄歯であり、たとえ矯正治療で歯列が良くなった

## ■シンポジウム 2

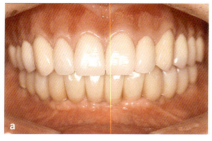
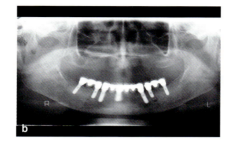
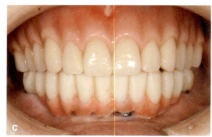
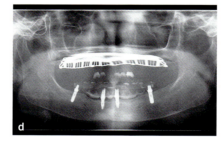

**図11-a〜d** 1998年に下顎に7本のインプラント、上顎は総義歯としたケース。20年間で5本のインプラントがロストし、2本追加してメインテナンスを行っている。なぜロストしていくのかわからない、というのが正直な感想である。

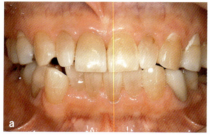
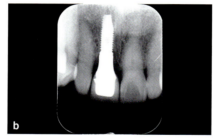
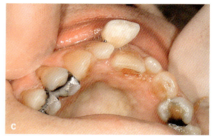

**図12-a〜c** |1の歯根破折によりインプラントを適応した症例。メインテナンスが途絶えて3年後にはcの状態であった。骨内のインプラントは動かないかもしれないが、骨は動くという認識を持つべきだと感じるケースである。

としても、支台歯が治療後の咬合力に耐えられるかを考えると、70代後半になってからもう一度多くの歯を抜いてインプラントを埋入するのは難しいと推察される。このような患者の年齢とこれからの口腔内のリスクを考えたうえで、上顎は抜歯を行い、正しい位置にインプラントを埋入することにより矯正なしでI級の歯列を構築した症例である。

### 現在、わからないこと、そして対応できないこと

#### インプラントロストが止まらない

30年間インプラント治療をしてきてもわからないことは出てくる。というよりは、長くやればやるほどわからないことが増えてくるようにも感じる。

図11は1998年に治療が終わり非常に良い経過をたどっていたが、5年後から次々とインプラントの喪失が起きた。患者のプラークコントロールも良く、本人に全身的なことを尋ねても特に問題はなく、5本のインプラントが失われてしまった。現在では前歯部に2本のインプラントを追加し、残った2本のインプラントを使って上部構造を製作している。

#### インプラントが動く（図12）

2006年に転倒して|1の歯根破折を起こしたケースに抜歯後即時でインプラント埋入を行い、補綴も終了した。2012年まではメインテナンスに来られていたが、それ以降寝たきりとなり2015年に病院に行った時には、**図12-c**の状態になっていた。インプラントは動かないという定説の中、骨ごと動いてしまうこともあるのだと初めて理解することができた。

歯科治療を成功に導くために　木原敏裕

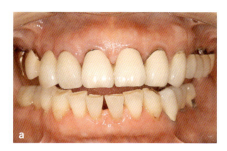
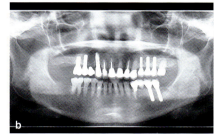
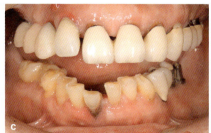
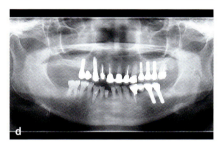

図13-a〜d　1992年に治療を行ったケースで、a、bは2012年の20年後の状態である。この後、患者は認知症となり4年後に来院した時にはc、dの状態になっていた。痛みや噛めないなどの自覚症状は本人にはない。

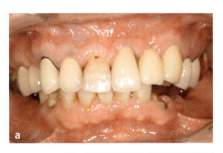
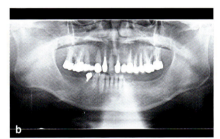
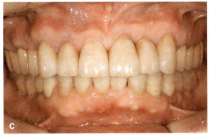
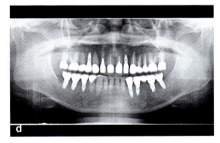

図14-a〜d　67歳男性で、下顎両側臼歯部は義歯を使用しており、臼歯部咬合崩壊が始まってきた状態である（a、b；2008年の初診時の写真）。適切な部位にインプラントを用い、咬合再構成することにより現在でも安定した咬合状態を得ることができている。

## 認知症

　長年診ていた患者が認知症になり、コミュニケーションを取ることが難しくなると想像もつかないことが起こってくる。

　図13は20年以上メインテナンスをしてきた患者であるが、認知症発症以降はあまり来院できなくなり久々に来た時には問題のなかったインプラントがいつの間にかなくなっており、歯列は崩壊状態であった。このような患者に対してわれわれはどのように対応していくべきかを具体的に考えなければいけない時代になって来たのだと思う。

## おわりに

　われわれ歯科医師はその時代の新しいもの、今までにはなかった材料などを使って臨床の質を高めようと努力をしているのが現実だと思う。しかし、いくらすばらしいテクニック、すぐれた材料が開発されたとしても、それを適応する相手は生きている人間である。神様の作った人間の身体を同じ人間がいかにしようとも同じものにはならない。それを十分に理解したうえで毎日の臨床を真摯に受け止め、奢ることなく正直に臨床に望むことが必要であると考える（図14）。

# シンポジウム2

## インプラント上部構造を無理なく作製できる条件

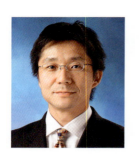

桜井保幸　Yasuyuki Sakurai　（有限会社ファイン）

1983年　新大阪歯科技工士学校卒業
　　　　本多歯科医院勤務
1984年　木原歯科医院勤務
1990年　有限会社ファイン設立
大阪大学歯学部附属歯科技工士学校非常勤講師、新大阪歯科技工士専門学校非常勤講師、
日本口腔インプラント学会認定歯科技工士、日本顎咬合学会指導歯科技工士

### はじめに

歯科医院に来院される患者は、さまざまな問題が原因で病的な状態で訪れることがほとんどである。歯科医師は、緊急処置を施し資料採得、検査・診断、治療計画へと進んでいく。現在は、初診時から歯科医師、歯科衛生士、歯科技工士が一丸となり、一口腔単位で治療を進めることが推奨されている。特に、インプラントを取り入れた治療は周囲組織や対合関係に大きく左右され、妥協的に進んだ症例では多くのリスクを残したまま治療ゴールを迎える。

本稿では、歯科技工士の立場から、審美的かつ機能的な上部構造を作製するにはどのような条件が揃うことによって可能かを述べてみたい。

### インプラントポジションと上部構造の関係

歯冠レベルの審美性においては、隣在歯や対合歯に対して形態と色調の調和が図られており、かつ、歯頸線の連続性を有している上部構造が望まれる。そのためには、最終的な歯頸線より4mm歯肉縁下にインプラント体が埋入されていること、周囲の歯槽骨にしっかりと被包され周囲組織の安定を得ていることが必要である（図1）。

また、インプラント体と上部構造の固定法としては、クラウンの切縁と基底結節の間にスクリューホールが位置づけられることが望ましい。なぜならば、セメント固定ではアバットメントとクラウンとがしっかりとした面積と唇舌的・近遠心的での4面で嵌合することによって脱離などの問題を回避できる。一方、スクリュー固定では、スクリューホールが唇側や切縁を含んだ位置に発生すると審美的に受け入れられない。基底結節を含み、より口蓋側に位置した場合、上部構造の強度的な厚みを必要とすることから無理な豊隆を与えて歯周組織に為害作用を与える。

以上のことから、上部構造と周囲組織の長期的な安定を求めるには、インプラント埋入位置の環境や埋入位置、角度、深度の正確性が必要と考える。

### プロビジョナルレストレーションの重要性

上部構造装着後の歯頸線の連続性は重要と考える。多くの患者は、一部の歯の長短や、歯肉が見えすぎることなど、周りとの連続性が保てないことからの審美障害を訴える。また、歯科衛生士からは、歯頸線の連続性が保てないことを理由としたブラッシングの困難さや無理な形態付与から起こるプラーク残留の問題などが歯科技工士に訴えられる。

このような問題を起こさないためには、埋入直後からのプロビジョナルレストレーション形態の調整にすべてが委ねられていると考える。

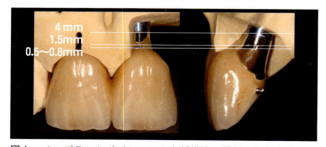

図1　インプラントポジションと上部構造の関係。辺縁歯肉からインプラント体までの距離を4mm、アバットメントとクラウンの接合部を歯肉縁下0.5～0.8mmに設定する。インプラント体からは可能な限りストレートに立ち上げ、歯肉縁下約1.5mmから移行的に立ち上げる。

## 症例 I：4Sコンセプトに基づく抜歯即時埋入治療

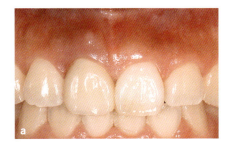
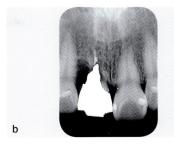

図2-a、b　初診時口腔内とデンタルX線写真。Short（短期間治療）、Simple（シンプル）、Small（最小限）、Safe（安全）を基本とした4Sコンセプトに基づいて治療計画が立案された。

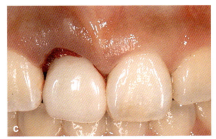
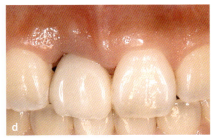
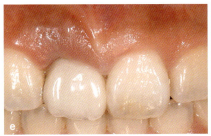

図2-c〜e　抜歯即時埋入後と術後2週、術後4週の口腔内の様子。十分な初期固定を獲得できたことで、即時でヒーリングアバットメント上にプロビジョナルレストレーションを装着する。対合歯とは咬合接触をさせない。歯冠長の長さと形態の考慮が必要である。

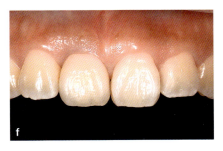
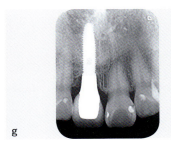

図2-f、g　術後13年の口腔内とデンタルX線写真。インプラント埋入位置、埋入角度、埋入深度、上部構造の形態が考慮されたことで、長期的な安定が得られている。（治療担当、東京都開業　林 揚春氏）

### 症例供覧 I

歯の破折により来院。歯科医師の判断により抜歯即時埋入が最適な術式と考えられた。患者が20歳女性で治療部位が中切歯であるため、術後の歯肉と補綴装置の審美的な調和が求められる。初診時の状態では、右側中切歯部歯頸線が反対側に比べ歯根側に低位な状態にあることが認められる（図2-a、b）。

インプラント埋入後、しっかりとした初期固定を得られたので即時でヒーリングアバットメントが立ち上げられ、その上にプロビジョナルレストレーションが装着された。この時点でのプロビジョナルレストレーションは、反対側中切歯の歯冠長よりも短くし歯肉とのスペースを取ることで、治癒期間中に歯肉の倒れ込みが起こりプロビジョナルレストレーションの形態に沿った状態となる（図2-c〜e）。

その後、最終補綴装置作製時に周りの歯肉形態に調和するように形態付与を行う。これまでにも、さまざまな方法で補綴装置と歯肉の審美的な調和を得ようとしたが、この方法が患者への負担がもっとも少なく治療期間の短縮も図ることができ確実と考えている（図2-f、g）。

筆者は歯科技工士であるため、毎回のリコール時の状態の確認を行っていないが、数年に一度、歯科医院から資料を拝

## シンポジウム2

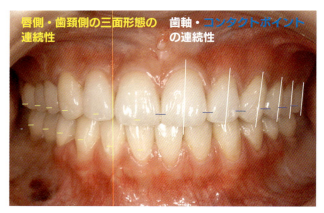
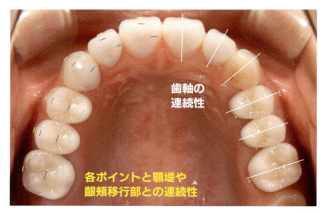
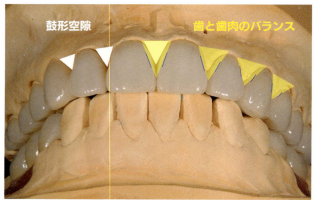
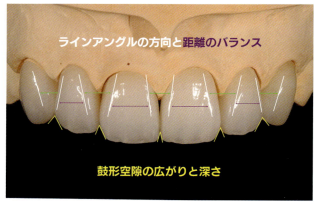

**図3-a〜d** 多数歯症例や全顎的な症例におけるチェック項目。個々の解剖学的形態の付与、反対側同名歯との調和を与えながら、一口腔単位での歯冠形態と歯周組織との調和と連続性に注意を払う。

見させていただくと、天然歯部位に比べて歯肉形態の変化が起こりやすいことが見受けられる。私たち歯科技工士も自身が担当した症例の長期的な報告をいただくことで、より確実な補綴装置の作製ができると思われる。

### 歯冠形態のチェックポイント

単冠や少数歯の作製では、反対側同名歯や隣在歯などから基本的な情報を得て形態の付与を行う。歯科技工士でもっとも必要とされることは、歯冠形態をしっかりと観察できること、模倣ができることである。咬合に関しては、機能時に周りの歯に沿った状態を付与することである。技工物作製時の問題点は、間接法であるがゆえに模型と口腔内との寸法誤差をいかに少なくするかによる。印象採得時、作業用模型作製時には細心の注意を払い、咬合器装着後に口腔内での咬合接触点と模型上での咬合接触点を近似させることで口腔内装着時での咬合調整を最小限にしたい。

一方、多数歯症例や全顎的な症例では、審美的な問題、患者固有の機能運動時の調和、歯周組織との調和、舌房の問題などを考慮した位置に歯を排列することを考える。そのときに使用しているチェック項目の一例を紹介する（**図3**）。咬合平面、歯列、オクルーザルコンタクト、アンテリアガイダンス、バーティカルストップ、ディスクルージョン、歯軸、カントゥア、マージナルリッジ、プロキシマルコンタクト、エンブレジャー、トランディショナルエリア、エマージェンスプロファイルなどが咬合面と歯肉に関与する項目として挙げられる。また、隣在する歯と歯の連続性や鼓形空隙のバランスを整えることで審美性と機能性の向上につなげられる。

## 症例2：成人矯正とインプラント治療が組み込まれた全顎的修復治療

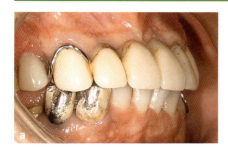
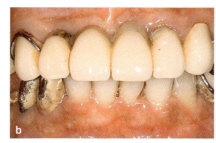
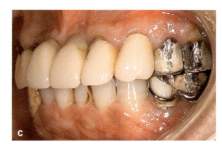
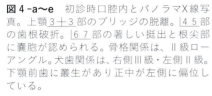
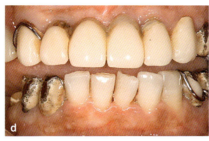
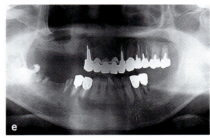

図4-a〜e　初診時口腔内とパノラマX線写真。上顎3+3部のブリッジの脱離。4 5部の歯根破折。6 7部の著しい挺出と根尖部に嚢胞が認められる。骨格関係は、Ⅱ級ローアングル。犬歯関係は、右側Ⅲ級・左側Ⅱ級。下顎前歯に叢生があり正中が左側に偏位している。

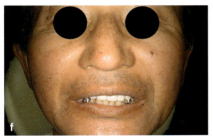
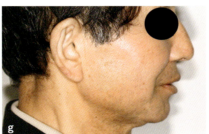
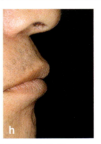
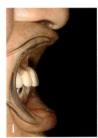

図4-f〜i　初診時の顔貌分析。臼歯部咬合崩壊にともない、咬合高径の低下と前歯部の唇側傾斜が認められる。

### 成人矯正とインプラント治療が組み込まれた全顎的修復治療

　歯冠修復が必要とされる原因を考えると、単純なう蝕、歯周病由来、過度な力による歯の崩壊などが見受けられる。根本的な原因を考慮し補綴装置の構造や使用する材料を決定する。ただし、多くの症例において残存する歯の不正な位置の問題や形態不良などが起こっており、そのことが原因で学際的かつ解剖学的なルールに則った歯冠形態の付与を行うことができない症例では、矯正治療や戦略的な抜歯を取り入れた一口腔単位での治療が望まれる。

### 症例供覧2

**患者情報**

　患者は67歳の男性。噛めない、ブリッジがぐらぐらすることを主訴に来院。全身的既往歴はなし。

**治療ゴール**

　上顎は残存歯を抜歯後、7本のインプラントを埋入し、前歯群と臼歯群とに分けたブリッジとする。下顎は前歯部叢生を整えて単冠とし、5本のインプラントを埋入してブリッジとする。

■ シンポジウム2

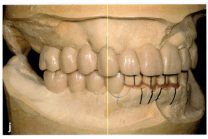 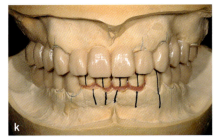 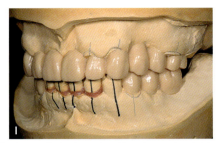

図4-j〜l　診断用ワックスアップ。模型上にて、下顎前歯部の排列と全顎的なワックスアップを行い、治療ゴールを明確にする。上下正中の一致にともない、上下I級咬合関係を構築できることが確認できる。

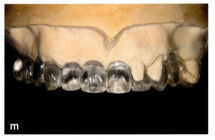 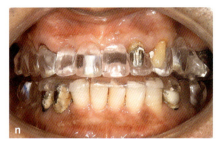

図4-m、n　診断用ワックスアップから得られた情報をもとに、インプラント埋入ガイドを作製する。

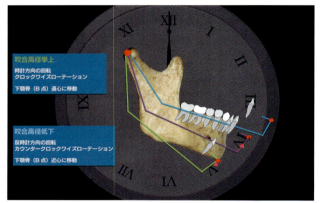

図4-o　咬合高径の上下的な変化が起こることで、下顎骨（B点）の近遠心的な移動、前歯部歯軸の唇舌的な傾斜が起こることに注意する。

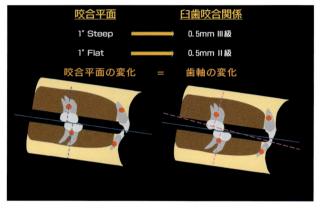

図4-p　咬合平面の変化により、歯軸の変化と臼歯部咬合関係の変化が起こる。

## 診断用ワックスアップ時の注意点

　術後のより安定する状態を目的にしての矯正とインプラントを用いた修復治療であるため、上下の正中を一致させ、無理のないI級関係を構築することで審美的、機能的な状態に排列する必要がある。抜歯部には、抜歯後の歯周組織の変化を想定すること、矯正部位では、現状からの変化を確認できる状況でのワックスアップ、咬合高径の回復に関しては、バイト採得時の情報を元に咬合器上で若干調整を行う。

　ただし、咬合高径の変更にともない、下顎B点の前後的な変化が起こることや咬合平面と歯軸の変化が起こることに注意しながら全体のバランスを整える[1]。

## プロビジョナルレストレーションと最終補綴装置作製

　治療途中で6部インプラント体の脱離が起こり、一部補綴設計の変更を余儀なくされたが大きな問題に至らず、再度インプラント埋入が可能な環境が整った後に再埋入を行う。

　上部構造はジルコニアを用いた修復を行ったが、強度的な観点から考えると硬く、口腔内装着後に咬耗や破折が起こらないことを是とするのか非とするのかが問題とされている。今後、多くの臨床結果や研究が行われ良い答えが報告されることを切に願う。

インプラント上部構造を無理なく作製できる条件　桜井保幸

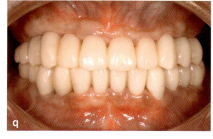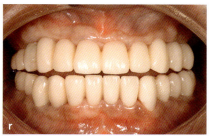

図4-q、r　プロビジョナルレストレーション装着時の口腔内。病的な要因が改善され、口腔内の環境が整った時点で再度プロビジョナルレストレーションの作製を行い、審美と機能の再評価を行って最終補綴装置の指標とする。

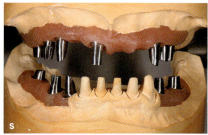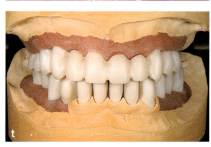

図4-s、t　チタンアバットメントをCAD/CAMにて削り出し作製する。アバットメントとクラウンの接合部（マージン）は、歯肉縁下0.5〜0.8mmになることを想定し、インプラント体からの立ち上がりは、できる限りストレートにする。

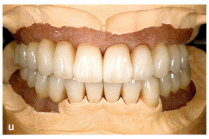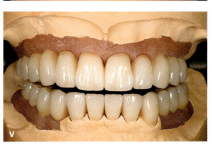

図4-u、v　最終補綴装置。前歯部は、ジルコニアフレーム上にセラミックスをレアリングし審美性の向上を図る。臼歯部はモノリシックジルコニアクラウンにて作製することで咬合高径と下顎位の保全を図る。

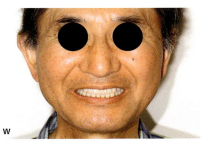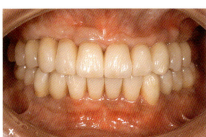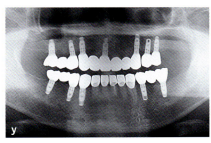

図4-w〜y　最終補綴装置装着時の顔貌および口腔内。治療ゴールの目的であるEsthetic、Function、Biology、Structureが達成できていることを再評価する。（治療担当、大阪府開業　酒井志郎氏）

## おわりに

過去においては、与えられた印象模型上でいかにして理想的な技工物を作製するかが求められたが、現在では、初診時からの歯科技工士の参画が必要とされている。現症を把握するとともに崩壊原因を推測し将来を予測すること、患者年齢と治療期間の時間軸の考慮、明確な補綴治療の目的、治療介入の術式、上部構造を設計するときの患者因子などを明確にすることを心がけている。

**参考文献**

1. Braun S, Legan HL. Changes in occlusion related to the cant of the occlusal plane. Am J Orthod Dentofacial Orthop 1997；111(2)：184-188.
2. 林 揚春, 武田孝之(編). イミディエートインプラントロジー. 東京：ゼニス出版, 2007.
3. 林 揚春, 武田孝之, 桜井保幸, 森田耕造. 多数歯欠損・無歯顎症例へのインプラント治療. 東京：ゼニス出版, 2010.
4. 武田孝之, 林 揚春(編). 審美領域の抜歯即時埋入 成功の法則. 東京：医歯薬出版, 2013.
5. 木原敏裕(監著). プロフェッショナルデンティストリー STEP1〜5. 東京：クインテッセンス出版.

# YOSHIDA

## 3Dスキャンから3Dプリンタへ。
## 3DスキャンからCAD/CAMへ。

オープンSTLデータを活かした多様な治療計画を選択でき、診療の幅がさらに広がります。

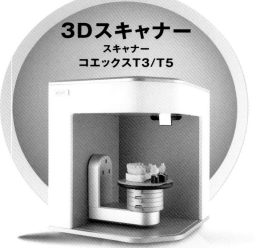

### 3Dスキャナー
スキャナー
コエックスT3/T5

200万画素の高機能カメラとBlue LEDライトスキャニング技術により、7μmで細部まで精密に再現できる高精度スキャナーです。
フルアーチ12秒の高速スキャンが可能です。
※コエックスT5スキャナーの場合。

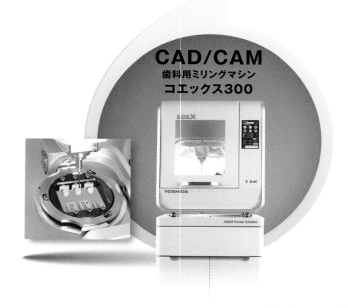

### CAD/CAM
歯科用ミリングマシン
コエックス300

歯科技工士のニーズにお応えし、補綴物をより精密に正確に再現。
高い性能を兼ね備えたスタイリッシュなデザイン

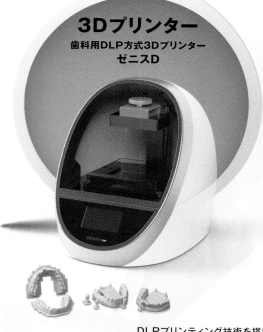

### 3Dプリンター
歯科用DLP方式3Dプリンター
ゼニスD

DLPプリンティング技術を搭載していますので、複雑な形状も高速に整形ができます。
積層ピッチは50μm、100μmの2段階です。

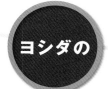

## ヨシダの CAD/CAMシリーズ

○コエックスT3　販売名:コエックスT3　一般的名称:歯科技工室設置型コンピュータ支援設計・製造ユニット　届出番号:13B1X00005000235(一般)
○コエックスT5　販売名:コエックスT5　一般的名称:歯科技工室設置型コンピュータ支援設計・製造ユニット　届出番号:13B1X00005000236(一般)
○コエックス300　販売名:コエックス300　一般的名称:歯科技工室設置型コンピューター支援設計・製造ユニット　届出番号:13B1X00005000233(一般)
○ゼニスD　販売名:ゼニス ディー　一般的名称:歯科技工室設置型コンピュータ支援設計・製造ユニット　届出番号:13B1X00005000237(一般)

製造販売元: 株式会社ヨシダ　東京都台東区上野7-6-9　TEL.0120-178-148(コンタクトセンター)　http://www.yoshida-dental.co.jp

# 教育講演

近藤尚知

Kent T. Ochiai

Hisatomo Kondo

# 教育講演

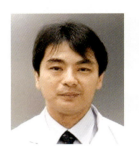

## エビデンス・ベースド・デジタルデンティストリー
－インプラントナビゲーションシステム、CAD/CAM、口腔内スキャナーの臨床応用－

近藤尚知　Hisatomo Kondo　（岩手医科大学）

1993年　東京医科歯科大学歯学部卒業
2009年　岩手医科大学歯学部口腔インプラント学科准教授
2012年　岩手医科大学歯学部補綴・インプラント学講座主任教授

### はじめに

近年「CAD/CAM」、「デジタルデンティストリー」という言葉がしばしば使用されるようになり、歯科医療の現場も大きな変革の時を迎えたように感じる。インプラント治療の診断においては、パノラマX線写真だけで埋入手術の方法とインプラントのサイズを決定していた時代があったことも回想される。10年ほど前には、インプラント治療の診断にはX線CTを活用すべきとされながらも、それがスタンダードであるとは言い難い状況にあった。それが現在では、CTの撮影だけでなく3D画像上で埋入シミュレーションまで行い、それを口腔内で再現するためのサージカルガイドも作製されるようになった。そして、難症例や審美領域におけるインプラント治療を行う際には、補綴装置にまで配慮して、シミュレーション診断を行うのが当然と言われることも少なくない（表1）[1]。

表1　シミュレーション診断とサージカルガイドの適用[1]

①想定した位置に、正確にインプラントを埋入したい
②骨量が少なく、埋入可能な部位の把握が困難
③下顎管の走行と咬合平面が一致しない
④上顎洞やオトガイ孔などを避けて傾斜埋入したい
⑤狭い中間欠損など歯根が近接している
⑥補綴装置と埋入位置との関係を正確に再現したい
　（前歯部では必須）
⑦骨密度を知りたい
⑧手術時間を短くしたい
⑨ピンポイントで埋入したい
⑩患者に対する明確な説明をするのが難しい
⑪歯科医師同士、歯科技工士とのコミュニケーションツールとして
⑫模型の保管用（省スペース対策）として

### 補綴主導型インプラント治療

補綴主導型インプラント治療のコンセプトは20年前と同様であるが、ITの導入によって革新的な器材が用いられるようになったため、より精度の高い治療が可能となり、患者側からもそれを求められる時代になったと言える。診断のみでなく、シミュレーションしたインプラントの位置を口腔内に再現するためのサージカルガイドを用いる手術法も、すでに一般的なものとなり、国内外各社より、専用の手術キットが提供されている（図1）。さらには、埋入手術の際に、リアルタイムでドリルの方向と先端の位置をモニターできるダイナミック・ナビゲーション・システムも臨床応用されるようになり、より安全なインプラント治療の実施に貢献している（図2）。

### CAD/CAMテクノロジー

補綴処置に関しては、口腔内スキャナー（IOS）による光学印象の臨床応用が可能となり、補綴装置製作時の模型は3Dプリンタによって造形される時代へと変わりつつある。技工関連では、すでにチタン製のメタルフレームやジルコニア製のアバットメントなどの補綴装置製作にCAD/CAMが応用されており、とりわけ新しい技術ではないが、従来の鋳造による製作方法では困難であったチタンおよびジルコニアは生体親和性が高く、かつ審美的な材料として現在の補綴歯科治療にはなくてはならない材料となっている。CAD/CAMの導入によって、それが可能となった事実は、現在のインプラント治療、審美歯科治療を大きく発展させるターニングポイントにもなっていると確信している。このCAD/CAM関連

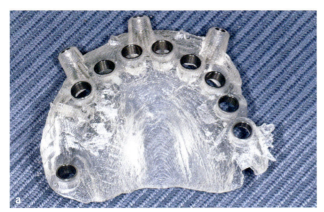
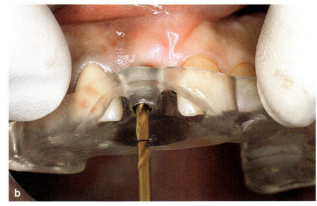

図1-a、b （a）サージカルガイド。無歯顎の場合は前方にアンカーピン用のガイドチューブも配置する。（b）中間欠損の場合は歯に支持を求め、手指で固定しながら埋入窩を形成する。

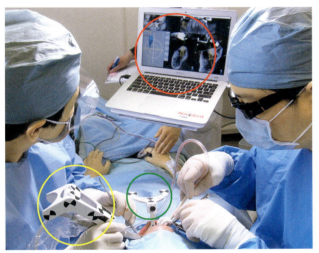
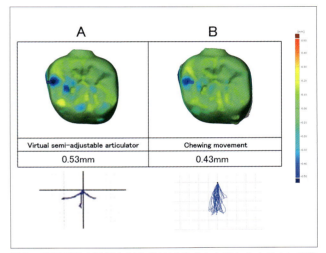

図2 ダイナミック・ナビゲーション・システム。ドリルタグ（黄色）とジョータグ（緑色）によって、ハンドピースと顎骨の位置情報を読み取り、モニター上のシミュレーション画像（赤色）に反映。術者は、リアルタイムでドリルの角度と先端の位置を確認しながら埋入窩を形成する。

図3 顎運動測定装置とCAD/CAMを統合した新たなクラウン製作方法。A：半調節性咬合器を用いて作製されたクラウン、B：顎運動経路を咬合面に反映しながら作製されたクラウン[2]。（当講座の塚谷顕一がAmerican Academy of Esthetic dentistry 2018で研究成果を報告し、Poster Award 1st Place を獲得）。

技術が、チェアサイドにも導入されはじめたのが2010年頃で、IOSとチェアサイドミリングのパッケージで、印象採得からクラウンの装着を数時間で完了するシステム、いわゆる"One Day Treatment"が現実となったのもこの時期である。

このシステムには、今まで日常臨床で行われていた弾性印象材を用いた印象採得、石膏模型の製作、ワックスアップ、鋳造などの従来の作業工程が一切存在せず、その作業工程はデジタルワークフローと呼ばれる革新的なものであった。また、CAD/CAMテクノロジーの発展で、顎運動計測システムから得られたデータをクラウンの製作に応用することも可能となってきた。CADソフトウェア上で、顎運動の軌跡をクラウンの咬合面形態に反映しながらデザインすることが可能となり、この画像データをCAM（ミリングマシーン）に転送することで、より機能的なクラウンの作製が可能となった。この方法で作製したクラウンは、半調節性咬合器を用いて作製したクラウンよりも、咬合調整の量が少なくなることが示唆されており、機能的なクラウンの新たな製作法確立への第一歩となった（図3）[2]。

■ 教育講演

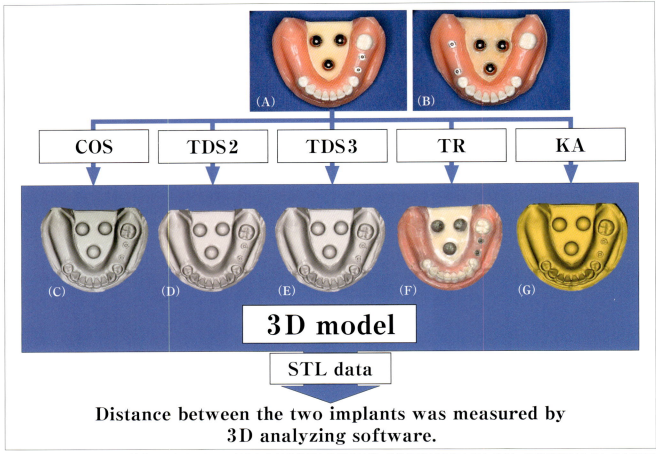

図4 口腔内スキャナーの精度を評価するために製作した基準模型と計測方法[3]。基準模型A（2歯欠損を想定）、基準模型B（3歯欠損を想定）などさまざまな欠損歯数を想定。5種の口腔内スキャナー（COS、TDS2、TDS3、TR、KA）を用いて模型から得られたSTLデータを評価した。

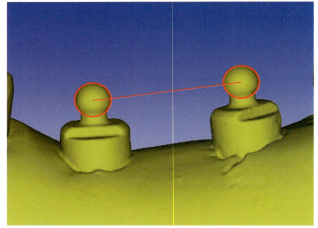

図5 2点間の距離の計測方法。球体の表面の4点の空間座標から、中心の座標を算出する。それに続き、2つの球の中心の空間座標から2点間の距離を算出した。

## 口腔内スキャナー

　その後、各社からIOSが単体で提供されるようになり、ソフトウェアの改良などを経て、インレー、クラウン、ブリッジなどの一般補綴治療、さらにはインプラントの上部構造製作にも使用できるレベルとなってきた。現在は、一部適用外使用の部分もあるが、IOSによって得られた画像データとX線CTのデータを合成することで、インプラント埋入シミュレーション、それに続くサージカルガイドの製作も可能となってきた。一方、IOSをはじめとする、最新機器の各種治療法への適用とその精度については、必ずしも十分な情報がないにもかかわらず、あたかも万能であるかのような受け取られ方もしている。革新的な治療機器と考えられるIOSの精度に関する報告はかなりの数に上るが、ほとんどが画像の重

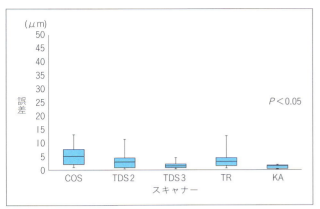

図6 基準模型A（2歯欠損を想定）における精度の誤差。各口腔内スキャナーの誤差の中央値は5μm以下で、かなり精度が高い[3]。

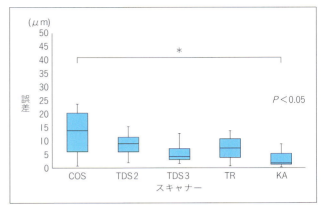

図7 基準模型B（3歯欠損を想定）における精度の誤差。ほとんどの口腔内スキャナーの誤差の中央値は10μm以下でかなり精度が高いといえるが、2歯欠損を想定した時よりも誤差が大きくなっている[3]。

ね合わせ（ベストフィット・アルゴリズム）で評価されており、任意の2点間の距離を正確に比較できているかが疑問であった。

当講座では、オリジナルの計測用模型を作製し、そこにボールアバットメントを装着して、2つの球体の中心間距離を空間座標から算出する方法で、IOSの距離に関する精度と真度を計測、評価してきた（図4、5）[3]。その結果、2歯欠損程度の距離（約10mm）であれば、その誤差は5μm程度であり、かなり再現性の高いことが明らかとなった（図6）[3]。一方、欠損が拡大し、3歯、5歯と距離が長くなるとその誤差も大きくなるため、ブリッジまたは連結クラウンによる補綴を検討する際には、注意が必要である（図7）[3]。

われわれの臨床経験からも、インプラントの連結冠は2ユニットでは問題ないが、3ユニットではクラウン内面の調整が必要となることがあり、距離が大きくなるにつれ適合精度が落ちることが示唆される。さらに、天然歯においても同様の傾向があり、3ユニットのブリッジは問題なく装着可能であったが、5ユニットになると適合が悪く装着できないこともあった。

IOSの適応拡大の試みとして無歯顎の印象採得を行った。IOSの画像データと従来法の印象採得によって製作した模型をスキャンし、得られた画像を重ね合わせた画像解析によってその形態の違いを評価したところ、約200μmの誤差を認めた。この200μmという値は、無歯顎の顎堤粘膜の被圧変位量を考慮した場合、十分調整可能な範囲であると推測でき、IOSの全部床義歯作製も可能であることが期待できるものであった。

一方、印象材を用いた従来の印象法によって得られた模型は、印象自体の変形、石膏の膨張などの誤差を最初から包括しているため、対照群との比較を正確に行ったとはいえない。さらに被圧変位をも考慮すると、検証法についても適切なものがないことが判明し、今後の課題となった。

全部床義歯作製のため、IOSによる光学印象から得られた画像データを3Dプリンタに移行し、模型を作製した（図8〜10）[4]。この模型上で咬合床を作製し、咬合採得を行ったところ、咬合床の適合は良好であった。IOSによる光学印象は完全無圧印象といえるが、完全無圧印象によって補綴装置が製作されたことはいまだなく、実際の口腔内における補綴装置の粘膜面に対する適合はこれまで確認されていなかった。本症例報告によって、IOSの有床義歯製作への適応拡大がより現実的なものとなった。

■ 教育講演

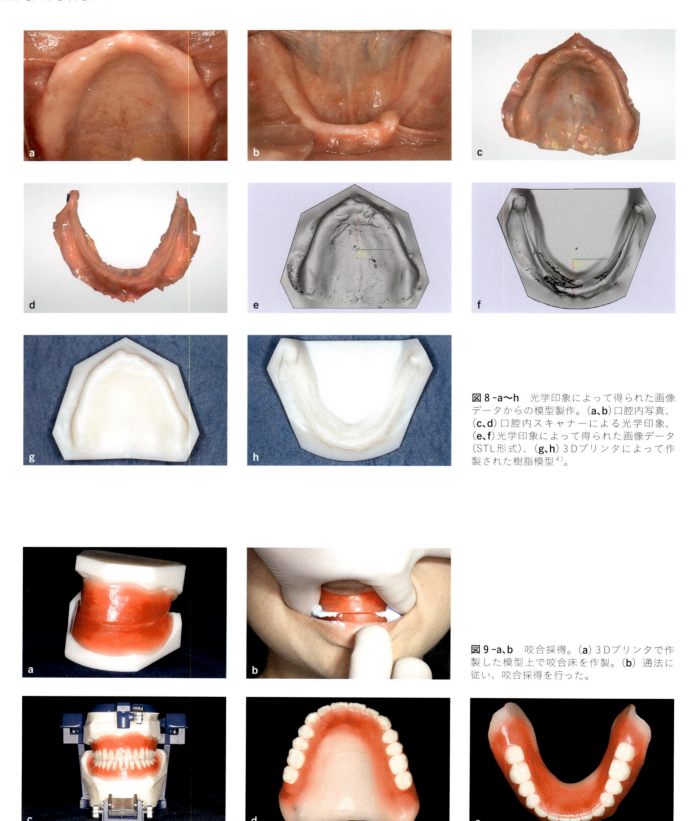

**図8-a〜h** 光学印象によって得られた画像データからの模型製作。(**a、b**)口腔内写真、(**c、d**)口腔内スキャナーによる光学印象、(**e、f**)光学印象によって得られた画像データ(STL形式)、(**g、h**)3Dプリンタによって作製された樹脂模型[4]。

**図9-a、b** 咬合採得。(**a**)3Dプリンタで作製した模型上で咬合床を作製。(**b**)通法に従い、咬合採得を行った。

**図9-c〜e** 咬合器装着。(**c**)咬合床を用いて、上下顎の作業模型を咬合器に装着し、人工歯排列を行った。(**d**)排列後の上顎ろう義歯。(**e**)排列後の下顎ろう義歯。

60

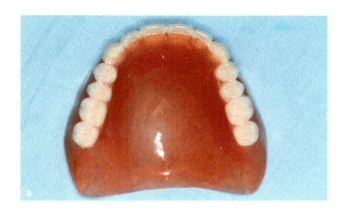
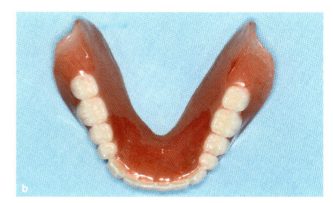
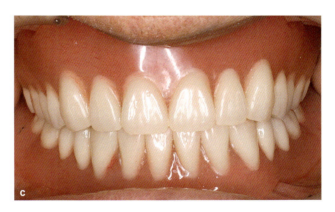

**図10-a〜c** 完成した全部床義歯の装着。(**a**)重合し、完成した上顎全部床義歯。(**b**)同下顎全部床義歯。(**c**)上下顎の全部床義歯を装着。(文献4より図改編)

## おわりに

既述したとおり、材料の強度ならびに機器の精度に関しては、今後検討していく課題もあるが、デジタルデンティストリーの臨床応用は、歯科医療に多くのメリットをもたらしており、さらなる発展に大いなる期待が寄せられている。とりわけIOSによる光学印象のインプラント治療への適用は、印象用コーピングを用いる必要がなく、開口量に起因する問題が大幅に軽減されるため、メリットが大きい。さらに粘膜面に対しては、完全無圧印象であるという特徴を生かして、無歯顎補綴の新たな技術を確立できる可能性もある。

※本稿で述べた臨床研究の内容は岩手医科大学歯学部倫理委員会の承認を得て行っている。

### 参考文献

1. 近藤尚知．CT画像の読影と安全なインプラント埋入手術．J Bio-Integ 2015；5(1)：179-182.
2. Tsukatani K, Tanabe N, Fukutoku A, Kondo H．CAD / CAM restoration reflecting the locus of patient's chewing movement: a clinical report. (American Academy of Esthetic dentistry 2018にて研究成果報告)
3. Fukazawa S, Odaira C, Kondo H. Investigation of accuracy and reproducibility of abutment position by intraoral scanners. J Prosthodont Res 2017；61(4)：450-459.
4. 米澤 悠，小林琢也，原 総一朗，安藝紗織，近藤尚知．口腔内スキャナーを用いた精密印象による全部床義歯製作．日本デジタル歯科学会誌 2018；8(2)：143-147.

# 教育講演

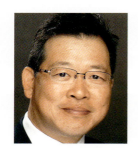

## 患者タイプにもとづく治療と将来予測

Kent T. Ochiai　（米国開業）

OSCSC招聘講師

### はじめに

骨結合インプラントの発展とその利点について、今日までに多くの研究が行われてきた[1,2]。本稿の目的は、インプラントを含む補綴装置の長期的な成功の要因に関するこれまでの症例をレビューし、インプラントがどのくらいの期間にわたって継続的に使用できるのかを考察することである。

その成功の鍵をつかむことができれば、生涯にわたり患者に提供した治療を維持することができる。たとえば、積極的な患者自身の協力、良質な手術と確実な補綴術式の順守などが挙げられる。おもに長期的な成功の重要な要因は合併症発生時の対処であり、術後検査と適切な補助的治療介入である。

特に合併症の対処は、長期的な成功の主要因であり、インプラント治療の予後に関してもっとも重要性が高いと言える。合併症の多くは、インプラント体の破折および骨結合の喪失、また咬合関係が不適切な状態であること、さらに患者のパラファンクションの存在などによる治療の失敗に代表される。インプラント治療の局所に問題が生じても、補綴装置や修復物の再製作を含む追加的治療によりインプラント治療を長期の成功に導くことは可能である。

また、正確に術前の患者の診断と評価を行うことが、治療の永続性とメインテナンスの成功の鍵となる。その他の要因として、選択した補綴材料とその特性、耐久性、摩耗、永続性に関する知識を理解し向上させることが挙げられる。

長期にわたって良好な状態を維持している骨結合インプラントであっても、必要に応じて補綴装置の再製作や再治療を行い、問題が発生しないように経過させることが大切である。

そのためには、長期経過を見据えた術者可撤式の補綴装置設計が求められる。

### 生物学的アプローチを用いた患者タイプの分類

長期間良好に経過した骨結合インプラント補綴装置の予後に関して、生物学的評価を示すことがこの論文の主旨である。

患者ごとに臨床的所見とあわせた生物学的アプローチを用いて治療成功の根拠、また長期観察中やメインテナンス治療の優位性を明確にすることで、より正確な評価を行うことができる可能性が出てくる。

生物学的アプローチを用いた患者の治療結果は4種類に分けられる。①現状維持タイプ、②合併症を起こしやすいタイプ、③適応性が高い、あるいは適応できないタイプ、④新技術の使用を求めるタイプである。

これら4タイプの患者をレビューする。

#### ①現状維持タイプ

このタイプは技術とテクニックが開発され進歩するにつれ、臨床的後遺症をもつ可能性もある。

たとえば、オリジナルのBrånemarkの基準でスタンダードアバットメントを使用して複数のインプラント支持の固定性補綴装置を使用している場合にみられる。特に下顎に重篤な歯槽骨と軟組織の吸収を認め、衛生的に適切に維持されてはいるが審美的には理想的でなく、また食物がつまるような大きなギャップが発生している場合である。ギャップはシリコーン製歯肉増大補綴装置により一時的な見た目の回復と唾液のコントロールが図られる。

このタイプの患者は自己管理のメインテナンスになりがちで、長期のインプラントの現状維持タイプの代表的なパターンである。また、推奨された治療や処方に対して固執する傾向がある。

患者タイプにもとづく治療と将来予測　Kent T. Ochiai

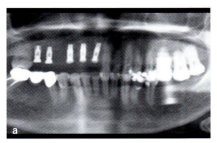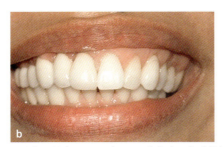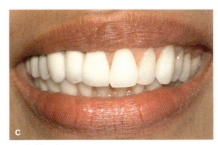

図1-a〜c　支持骨のリモデリング能力の差による修復天然歯とインプラント修復歯の移動様相の4年後の違い。

## ②合併症を起こしやすいタイプ

　過去に合併症を発症した既往歴がある患者に対して、再度補綴治療を行った場合には、新たに予想できなかった、または診断されていなかった問題により、多様な合併症を発症し繰り返す可能性がある。

　骨格と咬合診断などの関連性は、治療の困難な例や合併症の発生に影響を与えるだろう。

　骨格などの解剖学的診断は、困難な治療状況におけるインプラントの埋入と位置に影響を及ぼし、さらなる合併症としては、正常状態に比べて摩耗がすすむ素因となるかもしれない。

　頭蓋顔面の成長は、長期的な咬合の安定の差とインプラントの有無による修復・補綴治療結果の差を説明するのに使われてきた[3]。

　しかし、正常な骨のリモデリングによる骨の成長と骨格の影響は、過去にEnlowにより十分に論じられており[4]、長期評価の主要な要因として成長を扱うのは病因論的目的としても文献の臨床所見のレビューに使うにしても不適切と思われる。軟骨内骨化と膜内骨化の双方で骨の成長はエピソード的に、または段階的な現象として語られてきた。膜性または添加による骨の成長は継続的だと言われてきたが、実際は年齢によりその成長率は多様である。

　異なる骨のリモデリングをしている隣接部位、または隣接部位を通過してインプラントの埋入をした場合の部位においては、それぞれの部位よるリモデリング能力の違いが病因論的にはもっと正確な研究対象となりえると考える。なぜならば、インプラント支持の補綴修復治療において、深く骨格に埋入されたインプラント体とその上部構造体と比較的浅く埋入されたインプラント体とその上部構造体を比較した際に補綴修復物の安定維持能力に違いが出る可能性があるので、病因論として検討することができる。

　ここで、variable skeletal implant depth effectと言う用語を提案する。それは「骨内インプラント深度効果あるいは影響変数」のことであり、部位によるインプラント修復の安定性の維持能力の違いを反映する。骨格に埋入して骨結合したインプラント部位での骨のリモデリング能力と修復の有無にかかわらず天然歯列の修復物支持能力を比較することができる（図1）。

　多様なインプラントの安定深度と部位の差異を、垂直的に浅く埋入したインプラント補綴と未治療の天然歯列との類似性で比較することが可能である。膜性骨化のリモデリングは歯根膜または骨膜に関係しているため、インプラントも周囲に歯根膜がなく組織形態学的に細胞のサポートがないために異なった骨支持のリモデリング能力に影響されることとなる。

　頭蓋顔面の形態は前述組織形態学的な患者のゲノムタイプ違いにより、顔貌および歯槽骨のリモデリングの行程が異なる（図2）。筆者は外胚葉性形成不全症（異形成症）の患者にもインプラント治療を行い良好な結果が得られている[5]。

　顔面のプロフィール診断は、評価研究の一分野として以前から行われている[6,7]。

　インプラント周囲骨のリモデリングに関する鑑別診断を用いた患者と、従来の類似した治療プロトコールを使った別の患者の治療結果の比較は咬合のリモデリングにともなう合併症の予知に使えることが示唆される。

## ③適応性が高い、あるいは適応できないタイプ

　このタイプに分類された患者は、精神的な要素が治療に影響する。治療に対する患者の要求や協力的な態度、または満

### ■教育講演

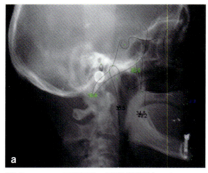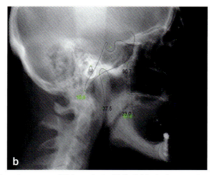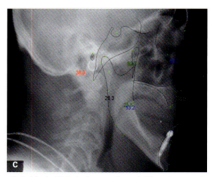

図2-a〜c　三種類の顔貌（側貌）のセファロ写真。セファロ写真により顔貌を決定することは、正確な治療計画を立てる際に有効である。骨格側貌と機能的インパクトならびに治療計画の関係を想定することができる。

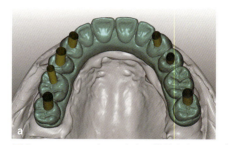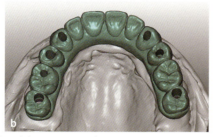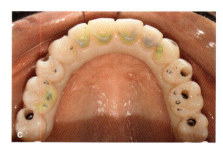

図3-a〜c　コンピュータ上で設計したPMMA製口腔内モックアップの修正。

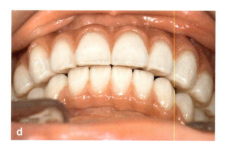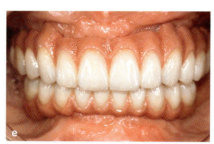

図3-d　修正後の口腔内モックアップの機能的咬合接触とガイダンス。

図3-e　CAD/CAMによる3層構造のモノリシックジルコニア（Zivino™）で作製された最終補綴装置。

足度という形で現れる。

　治療後、または治療中の患者の適応するタイプまたは適応できないタイプの行動は環境的な要素に影響される。過去に、長期にわたりブレードティース義歯を装着し長期間の摩耗を有する患者の治療において、臼歯部ブレードティースは見えないが、それ以外の色の改善も含めて審美的な再治療が必要であった。

　Koperはアニメーションを用いて、治療に適応するタイプまたは適応できないタイプの行動についてレビューしている[8]。長期にわたるインプラント治療とインプラント補綴に対する患者の応答はKoperの提示したプロフィールと一致する。

### ④新技術の使用を求めるタイプ

　新技術の進歩は、歯科治療とその予後に革新をもたらす。骨結合型インプラントが十分に患者治療に活用できなかった頃、骨膜下インプラントの術式が文献化され多くの患者に確固たる恩恵を与えた。しかし、今日の基準からみれば成功率は低く、受け入れられるものではなかった[9]。骨結合型インプラントが発展し、新しい技術・テクニックが普及した今も、術式、材料、技術の進化が起ったとしても、先んじて存在したその他のテクニックの中には、いまだにゴールドスタンダードとして行うべき術式がある[10]。

　今日の新しい技術には、作業を容易にしてくれる補綴材料とCAD/CAMのテクニックが必要である[11]。大きなフルマウ

スインプラント支持の修復物も正確にスキャンし、PMMA系材料でプロトタイプを作成し正確なフィット、長期に成功させるために必要な口腔衛生とメインテナンスに必要なパラメータを充たしているかを確認することが必要である。長石系の審美的レイヤリングをモノリシックなジルコニアに施したものと、レイヤリングなし、またはマルチレイヤーのジルコニアの市販ブロックを比較した例を**図3**のように検討した。その結果、異なる摩耗と耐久性が認められた。

確認用模型を使用したり、保存されていた患者のデータを用いてCAD/CAMで代替の補綴装置を作る技術は、患者に合併症が起こった時に有用である。

このような技術の進歩は、インプラント治療における長期の治療成功の重要な要素である。

## 考察

経過観察評価の重要な要素には、定期的な記録を残す臨床的評価、適切に維持された過去の治療の記録、プロトコールに基づいた予防的定期的メインテナンスが含まれるであろう。これらは依然として重要であり、必要な評価方法であり続け、過去の骨結合インプラントとその補綴治療の完成と、長期に修復物をメインテナンスにする複雑な問題と困難さをより良く理解することができる[12]。これらの観察が最良の助けとな

り実証され、私たちはよりよい治療プロトコールと、患者のタイプごとに異なる治療プロトコールに合わせた治療計画を立てることができる。

## まとめ

長期に骨結合型インプラントの患者を生物学的に評価する視点は臨床家を助け、有効でかつ、よりよき理解を助け、治療計画の正確性の向上、初診時から患者の診断所見に対してその後のメインテナンスの間に発生するかもしれない治療に影響をもたらす。

新技術は、患者により良い耐久性と予知性のある治療材料と製品を提供できるだけでなく、新しい効率の良い作業手順により、正確さを増すことで全体としての治療の効率を進歩させ、より良い治療を柔軟に提供できる。

私たちが長期的な予後を振り返る時、以下のような考えがもっとも重要に思える。「心で聴け。経験から学べ。そして臨床家として新しい経験にオープンであれ」。この1つ1つの言葉の意味を十分理解することがインプラント治療においても、骨結合の学問においても大切なことである。

本稿は監修、翻訳にあたって松島正和先生（東京都開業）と松下容子先生（福岡県）にご協力をいただきました。

## 参考文献

1. Brånemark PI, Adell R, Albrektsson T, Carlsson G, Haraldson, T, Lekholm U, Lindquist L, Lindstrom J, Lundqvist S, Rockler B. Osseointegrated Titanium Implants in the Rehabilitation of the Edentulous Patient. Adv Biomaterials 1982, 4：133-141.
2. Engelman MJ. Clinical Decision Making and Treatment Planning in Osseointegration. Chicago: Quintessence Publishing, 1996：59-63.
3. Daftary F, Mahallati R, Bahat O, Sullivan RM. Lifelong craniofacial growth and the implications for osseointegrated implants. Int J Oral Maxillofac Implants 2013；28(1)：163-169.
4. Enlow D. Handbook of Facial Growth. Amsterdam: W.B. Saunders Ltd, 1975.
5. Ochiai KT, Hojo S, Nakamura C, Ikeda H, Garrett NR. Impact of facial form on the relationship between conventional or implant-assisted mandibular dentures and masticatory function. J Prosthet Dent 2011；105(4)：256-265.
6. DiPietro GJ, Moergeli JR. Significance of the Frankfort-mandibular plane angle to prosthodontics. J Prosthet Dent 1976；36(6)：624-635.
7. Chaconas SJ, Gonidis D. A cephalometric technique for prosthodontic diagnosis and treatment planning. J Prosthet Dent 1986；56(5)：567-574.
8. Koper A. Difficult denture birds. J Prosthet Dent 1967；17(6)：532-539.
9. Bodine RL, Yanase RT, Bodine A. Forty years of experience with subperiosteal implant dentures in 41 edentulous patients. J Prosthet Dent 1996；75(1)：33-44.
10. Davis WH, Lam PS, Marshall MW, Dorchester W, Hochwald DA, Kaminishi RM. Using restorations borne totally by anterior implants to preserve the edentulous mandible. J Am Dent Assoc 1999；130(8)：1183-1189.
11. Davidowitz G, Kotick PG. The use of CAD/CAM in dentistry. Dent Clin North Am 2011；55(3)：559-570.
12. Curtis DA, Hamilton Le, Yanase RT. Maintenance Considerations in Treatment Planning Implant Restorations. In: Sadowsky(edi). Evidence-based Implant Treatment Planning and Clinical Protocols. New Jersey: Wiley-Blackwell, 2017.

# CTと動画が語る サイナスフロアエレベーションの真実
## バイオロジーと併発症対策のポイント

**野阪泰弘 著**

**約600枚のCT画像と40本の動画でサイナスフロアエレベーションの「いま」がわかる！**

本書は、海外でも翻訳された『CTで検証する サイナスフロアエレベーションの落とし穴』の著者・野阪泰弘氏による待望のサイナスフロアエレベーション第2弾である。前著から8年が経過し、今まで知られていなかった新事実が数多く判明した。本作では上顎洞のスペシャリストが最新のバイオロジーと併発症対策のポイントを詳説するだけでなく、40本にも及ぶ動画閲覧サービスも付帯し、インプラントロジスト必見の内容となっている。

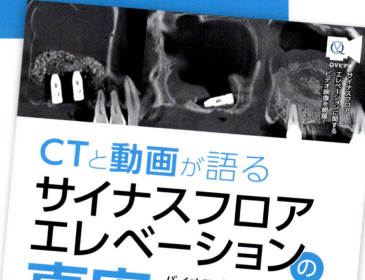

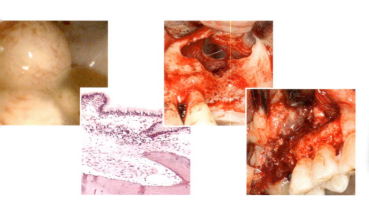

QUINTESSENCE PUBLISHING 日本　●サイズ:A4判　●168ページ　●定価　本体13,000円（税別）

**クインテッセンス出版株式会社**
〒113-0033　東京都文京区本郷3丁目2番6号　クイントハウスビル
TEL 03-5842-2272（営業）　FAX 03-5800-7592　https://www.quint-j.co.jp/　e-mail mh@quint-j.co.jp

# 会員発表

増田英人 — Hideto Masuda

長尾龍典 — Tatsunori Nagao

西山貴浩 — Takahiro Nishiyama

西村和美 — Kazumi Nishimura

吉野宏幸 — Hiroyuki Yoshino

安藤壮吾 — Shogo Ando

# 会員発表

## 可動粘膜内縦切開を用いた GBRとCTGの併用
—唇側骨欠損を有する上顎前歯抜歯後即時インプラント埋入—

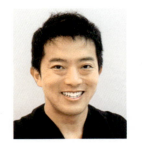

増田英人　Hideto Masuda　（大阪府開業）

2001年　広島大学歯学部卒業
2008年　ますだ歯科医院開業
ENの会、CID

###  はじめに

近年、審美部位への抜歯後即時インプラント埋入については、審美的な結果を得るために必要な条件が整理されてきた。Buserら[1]によると、唇側骨にダメージがなく、厚みがあり、なおかつ軟組織も厚いときにはフラップレスにて抜歯後即時インプラント埋入をすることで良好な審美結果が得られるが、逆に唇側骨が薄いもしくは欠損がある場合には、術後の歯肉退縮のリスクが高い[2]ことから、抜歯後即時インプラント埋入は推奨されていない。

しかしながらここ数年、唇側骨に裂開状欠損があったとしても良好な結果が得られたという報告がいくつかなされるようになってきた[3〜5]。Kanは、唇側骨に裂開状骨欠損がある場合に術後の歯肉退縮を起こさないようにするためのポイントとして、フラップレスではなくフラップを剥離すること、骨補填材と吸収性メンブレンを用いてGBR（骨再生誘導法）を行うこと、さらにはCTG（結合組織移植）を行いバイオタイプを変えることを挙げている[6]。

インプラントが長期的に安定した審美的結果を維持するためには、十分な厚みの硬・軟組織が必要である。抜歯後即時埋入をしても唇側骨の術後骨吸収は避けられないことに加え、唇側骨に欠損がある場合にはその吸収量も予測できないので、唇側骨外側へオーバーにGBRをすること、さらにインプラント周囲において歯肉の高さを維持するには天然歯以上に厚みが必要であるため、CTGも併用することには妥当性を感じている。そのため現在、唇側骨に欠損がある場合には、抜歯後即時埋入であったとしても全層弁を剥離し、インプラント埋入と同時にGBRとCTGを行っている。

### 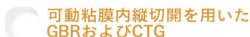 可動粘膜内縦切開を用いた GBRおよびCTG

ここで、全層弁を剥離するための切開ライン・フラップデザインについて検討してみたい。歯間乳頭温存型の切開・剥離方法（図1）には歯間乳頭が温存でき、GBRもCTGも行いやすいというメリットがある一方で、瘢痕のない審美的な創面を得るのが技術的に難しく、歯頚部歯肉の血流が遮断されることにより予期せぬ歯肉退縮を引き起こす危険も考えられる。しかしながら、大きくフラップを開く（図2）のも侵襲の

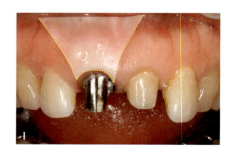
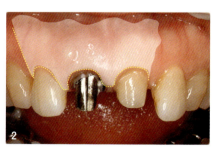

図1　歯間乳頭温存型の切開・剥離。黄色の点線は切開ラインを、白味がかったエリアは剥離部分を表す。

図2　GBRを行う場合に日常臨床で多用する切開・剥離。

68

## 可動粘膜内縦切開を用いたトンネリングフラップ

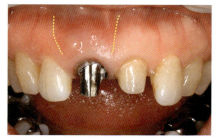

図3-a 唇側骨の欠損部から離した部分に2本の可動粘膜内縦切開を加える。

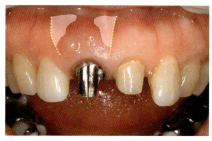

図3-b 剥離しやすい根尖方向から全層弁を剥離していく。そうすることでフラップを裂開させるリスクが低くなる。

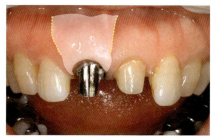

図3-c 歯頸部を超える箇所までフラップを剥離することで可動性が生まれ、増生を行うスペースが確保できる。

## 症例1：裂開状骨欠損へ対応した症例（図4〜16）

**患者年齢および性別**：60歳、女性　　　　**主訴**：外傷がきっかけの 1| 部の自発痛および動揺

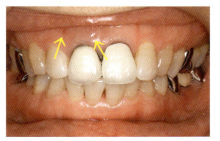

図4 初診時の口腔内正面観。2ヵ所にサイナストラクトが存在する。

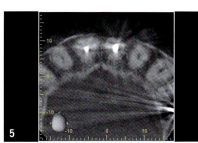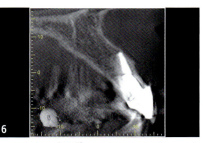

図5、6 唇側骨には幅の広い、欠損が認められる。Kanらの分類[2]ではU-shaped、Tarnowらの分類[7]ではTypeⅡの骨欠損となる。

---

面から回避したい。「低侵襲」で「審美的な治癒を得やすい」切開ライン・剥離方法について検討した結果、VISTAテクニックで用いられるような可動粘膜内縦切開を用いたトンネリングフラップ（図3）を応用することで、筆者は良好な結果を得ることができている。

その具体的な方法は、まず可動粘膜内に2本の縦切開を入れ、「根尖方向から」、「トンネル状に」、「歯頸部を超えるところまで」、「全層弁」を剥離していく。

この方法には、

1．歯頸部の目立つ領域には瘢痕ができないという審美的な利点
2．可動粘膜に縦切開を入れるので、それだけでフラップを歯冠側に移動できるようになり、なおかつ歯頸部付近の血流は遮断されないので、術後の歯肉退縮リスクを減らせるという利点
3．水平的な骨膜減張切開は行わないので、術後腫れにくく、低侵襲な利点

がある。

それでは、この方法を用い抜歯後即時埋入を行った2ケースを供覧したい。

## 症例供覧

### 症例1：裂開状骨欠損へ対応した症例

患者は60歳の女性。1ヵ月前に受けた外傷がきっかけで、1| 部の自発痛および動揺を主訴に来院された（図4）。口腔内所見では、唇側の歯肉にサイナストラクトがあり、歯冠が大きく唇側に動揺する。頬側遠心隅角部には8mmプローブが入ることから、垂直的な歯根破折と診断した。CTによる解析を行ったところ、破折の影響で唇側骨には幅の広い裂開

## 会員発表

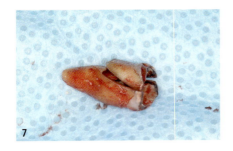
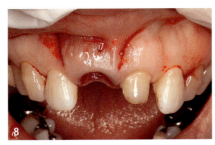

図7 抜歯した⊥の歯。

図8 骨欠損から離れた部位に可動粘膜内縦切開を2ヵ所に加え、ここからトンネリングフラップを形成する。

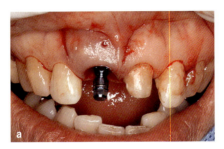
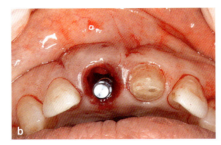

図9-a 最終補綴装置の唇側マージン予定部から4mm根尖側にプラットフォームが位置するように埋入する。

図9-b インプラントと唇側骨とのギャップは2mm以上あける。

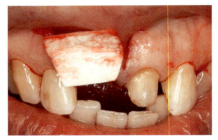
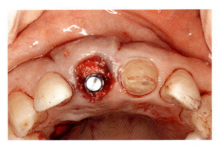
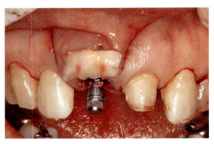

図10-a この手法の場合、吸収性メンブレンは硬さがあるもののほうが位置づけしやすい。

図10-b 骨補填材を唇側骨外側にも充填するので唇側のボリュームが増しているのが確認できる。

図11 CTGは大きなサイズのものは使わず、歯頚部付近に位置付ける。

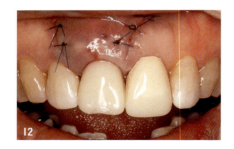
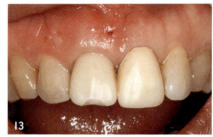

図12 プロビジョナルレストレーションは咬合力が加わらないように、少し短く、唇側に傾斜した形態にしている。

図13 術後1週の正面観。術後の腫脹もほとんどなく経過した。

状骨欠損を認めた（**図5、6**）[2、7]。抜歯適応と判断し、インプラント治療を行うことにした。十分な初期固定を得るための既存骨が存在するため、抜歯後即時埋入を計画した。

まず、低侵襲に抜歯を行った。抜歯をすると根の中央まで垂直破折しており（**図7**）、破折線に沿って、唇側骨には欠損が認められた。そこで、可動粘膜内縦切開からトンネリングフラップを形成し、抜歯窩はもちろんのこと、唇側骨の外側もピエゾを用い徹底的に搔把した（**図8**）。続いて、インプラントを術後の骨吸収も見越して、可能な範囲で口蓋側寄りに埋入する（**図9-a、b**）。次に吸収性メンブレン（バイオメンド）

可動粘膜内縦切開を用いたGBRとCTGの併用—唇側骨欠損を有する上顎前歯抜歯後即時インプラント埋入—　増田英人

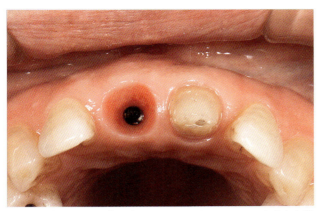

図14　術後3ヵ月でプロビジョナルレストレーションを外した際の咬合面観。健康的なボリュームのある歯肉が確認できる。

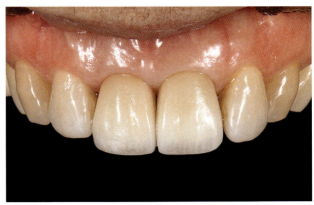

図15　最終補綴装置装着後の正面観。デンテックインターナショナルのZACシステムを使い、アクセスホールを舌側に傾斜させることでスクリュー固定の補綴を行った。

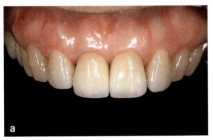
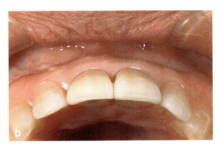
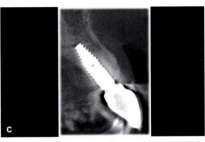

図16-a〜c　補綴装置装着後1年半の正面観、咬合面観およびCT画像。歯肉退縮を起こすことなく、安定した状態を維持している。CT画像でも唇側には十分な厚みの硬組織が確認できる。

と吸収スピードの遅い骨補填材（Bio-Oss）を用いてGBRを行う（図10-a、b）。ここでのポイントは、インプラントと抜歯窩とのギャップだけでなく、唇側骨の外側にもオーバーに骨補填材を充填することである。さらに、軟組織の厚みを増すためにCTGも行った（図11）。最後に、歯間乳頭の高さや軟組織の形態をサポートするためにプロビジョナルレストレーションを装着し、手術を終えた（図12）。抜歯後即時インプラント埋入において、プロビジョナルレストレーションによる抜歯窩の封鎖は歯槽堤の形態維持に効果的である[8]ので、初期固定が十分あればプロビジョナルレストレーションの装着までを行うようにしている。

図13の術後1週の状態では、フラップを完全に離断せず、水平的な骨膜減張切開も加えていないので、非常に早い創傷治癒が確認できた。術後3ヵ月、調整のためプロビジョナルレストレーションを外したところ、炎症のない、厚みのある歯肉が獲得できていることを確認した（図14）。そこで、手術後半年でスクリュー固定の最終補綴装置を装着した（図15）。

現在は装着後1年半になるが、天然歯以上に唇側のボリュームを維持することができている。これは抜歯後即時埋入においてもフラップを剥離し、GBRとCTGを併用したことの効果である。まだ短期の経過ではあるが、安定した状態を維持できるようにメインテナンスを継続していくつもりである（図16-a〜c）。

## 会員発表

### 症例2：開窓状骨欠損へ対応した症例（図17～22）

**患者年齢および性別**：23歳、女性　　　　**主訴**：1|部の審美障害および悪臭

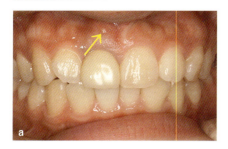
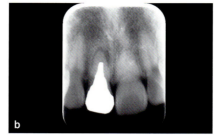

図17-a、b　初診時口腔内正面観とデンタルX線写真。唇側歯肉にはサイナストラクトがあり、当初はエンドの問題を疑った。

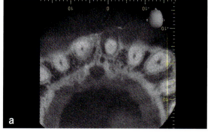
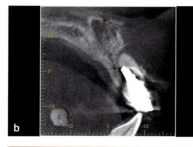

図18-a、b　CT画像では唇側骨に大きな開窓状骨欠損が認められる。このケースで抜歯後即時埋入を選択しなければ、わずかに残った歯頸部の唇側骨は時間とともに吸収し、大掛かりな骨増生が必要になる可能性が高い。

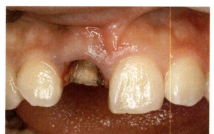
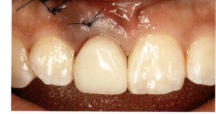

図19-a　手術直前。唇側骨にダメージを与えないよう、分割し慎重に抜歯を行った。

図19-b　手術終了時。本症例では遠心の可動粘膜内に縦切開を加えたが、現在であれば縦切開は上唇小帯部に行う。

図20　手術1週後。術後の痛みや腫れもなく経過した。

### 症例2：開窓状骨欠損へ対応した症例

患者は23歳の女性、1|の審美障害とともに、悪臭がするということで来院された（**図17-a、b**）。唇側の歯肉にはサイナストラクトがあり、CTによる解析を行うと、唇側に大きな開窓状の骨欠損があり、メタルコアが口蓋側にパーフォレーションしていた（**図18**）。抜歯適応と判断し、患者と相談の結果、インプラントを適用することになった。本症例でも十分な初期固定を得るための既存骨が存在していたため、抜歯後即時埋入を行うこととした。開窓状骨欠損であったとしても、欠損が大きい場合にはGBRとCTGを併用し、十分な厚みの硬・軟組織を獲得したい。

今回はより低侵襲・審美的な結果を目指し、変法となるが、1ヵ所の可動粘膜内縦切開から全層弁で可動性が得られるところまでトンネリングフラップを形成し、GBRとCTGを併用した抜歯後即時インプラント埋入を行い、プロビジョナルレストレーション装着までを行って手術を終えた（**図19-a、b**）。

術後1週間の状態（**図20**）では、非常に審美的で早い創傷治癒が確認できた。経過良好だったため、術後半年に最終印象を行い、スクリュー固定の最終補綴装置を装着した（**図21**）。現在、補綴装置装着後1年だが、インプラント周囲の軟組織も成熟し、より自然感が増してきたように見受けられる（**図22-a～c**）。

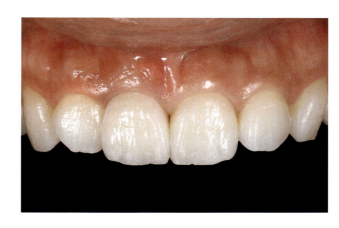

図21 最終補綴装置装着後の正面観。ホームホワイトニングも行い、患者に満足いただける審美的結果を得ることができた。

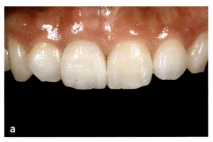
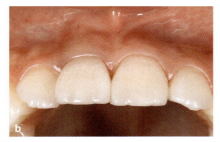
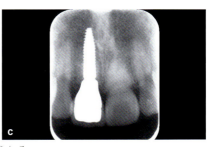

図22-a〜c 補綴装置装着後1年の状態。装着直後に比べても自然観が増してきたように見受けられる。

## おわりに

現在、唇側骨に欠損がある審美部位へも術後の歯肉退縮を防ぎ、審美的に抜歯後即時インプラント埋入が行える可能性が高まっている。それを可動粘膜内縦切開を用いたトンネリングフラップを応用し、GBRとCTGを併用することで、テクニックセンシティブな面はあるものの、低侵襲で、より審美的な結果を得ることができると考えている。

ただし、この方法に関してはまだ症例数も少なく短期の経過しかないため、日常臨床において検証を続けるとともに予後を注意深く見守っていきたい。

### 参考文献

1. Buser D, Chappuis V, Belser UC, Chen S. Implant placement post extraction in esthetic single tooth sites: when immediate, when early, when late? Periodontology 2000 2017；73(1)：84-102.
2. Kan JY, Rungcharassaeng K, Sclar A, Lozada JL. Effects of the facial osseous defect morphology on gingival dynamics after immediate tooth replacement and guided bone regeneration: 1-year results. J Oral Maxillofac Surg 2007；65(7 Sullpl 1)：13-19.
3. Waki T, Kan JY. Immediate placement and provisionalization of maxillary anterior single implant with guided bone regeneration, connective tissue graft, and coronally positioned flap procedures. Int J Esthet Dent 2016；11(2)：174-185.
4. Takai Y, Ouhara K, Movila A, Kawai T. Retrospective Case Series Analysis to Evaluate Ridge Augmentation Procedure Applied to Immediate Implant Placement in the Esthetic Zone: Five-Year Longitudinal Evaluation Using Cone Beam Computed Tomography. Int J Periodontics Restorative Dent 2017；37(4)：521-530.
5. Sarnachiaro GO, Chu SJ, Sarnachiaro E, Gotta SL, Tarnow DP. Immediate Implant Placement into Extraction Sockets with Labial Plate Dehiscence Defects: A Clinical Case Series. Clin Implant Dent Relat Res 2016；18(4)：821-829.
6. 森本太一朗, Joseph Y. K. Kan. 上顎前歯部の抜歯後単独インプラント即時埋入・即時負荷を再検証する：CBCTを用いた術前・術後の唇側骨形態の変化に及ぼす影響の分析. Quintessence DENT Implantol 2017；24(2)：30-44.
7. Chu SJ, Sarnachiaro GO, Hochman MN, Tarnow DP. Subclassification and Clinical Management of Extraction Sockets with Labial Dentoalveolar Dehiscence Defects. Compend Contin Educ Dent 2015；36(7)：516-522.
8. Chu SJ, Salama MA, Garber DA, Salama H, Sarnachiaro GO, Sarnachiaro E, Gotta SL, Reynolds MA, Saito H, Tarnow DP. Flapless Postextraction Socket Implant Placement, Part 2: The Effects of Bone Grafting and Provisional Restoration on Peri-implant Soft Tissue Height and Thickness- A Retrospective Study. Int J Periodontics Restorative Dent 2015；35(6)：803-809.

# 会員発表

## 審美性を獲得するための硬・軟組織増生の調和

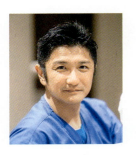

長尾龍典　Tatsunori Nagao　（京都府開業）

2000年　九州歯科大学卒業
2008年　ながお歯科クリニック開業
日本口腔インプラント学会、日本顎咬合学会、日本臨床歯周病学会、
ICOI、ENの会、JAID、SAFE、大阪SJCD

### 硬・軟組織増生の調和の重要性

　審美性の達成には硬組織と軟組織のバランス・ハーモニーが大切である。特に近年、前歯部においても欠損補綴としてインプラントが用いられることが一般的になってきたため、その周囲組織をいかに温存し、喪失した部分をどのように補うかが課題となる。

　インプラント周囲にはしっかりとした硬組織の厚みだけでなく、十分な軟組織の厚みも必要となってくる。硬組織の厚みは時にインプラントの安定性に大きく影響を及ぼす。また、軟組織の厚みはアバットメントの色調の透過や、術後の軟組織の退縮による審美障害から守ってくれる。そのため、審美性を獲得し維持するには、インプラント周囲に十分な硬組織があることに加えて、厚みのある軟組織が必要であると考えられる。これら軟組織と硬組織のハーモニーは審美性の獲得のみならず、その安定性にも深く寄与することを忘れてはならない。

　では、実際どのように硬組織と軟組織のハーモニーを獲得していくのか？　従来では、診断用ワックスアップから補綴装置の治療ゴールを設定し、不足する組織をイメージして手術を行っていた。そのため、テクニックセンシティブに陥りやすく、外科手術中にイメージできるかどうかが大きな壁になっていたように感じている。しかし、現在ではデジタルとの融合によりシミュレーションが可能となっただけでなく、診断用ワックスアップの模型、CTの情報、顔貌の情報など、あらゆる情報をコンピュータ上で重ね合わせることで、よりイメージしやすい環境が整ってきたと言える。しかも先人の示してきたデータを入力することで再現可能となってきているため、診断のスピードとイメージの共有がより迅速に可能となった。この治療後のイメージがハーモニーの獲得に何よりも重要である。

### 症例供覧

　患者は初診時48歳の女性。前歯部補綴装置の破折による審美障害を主訴に来院した。本症例では全顎的な治療を行ったが、前歯部にフォーカスすることで、喪失した組織の回復と、抜歯の必要となった部位の組織の温存を考慮に入れどのように審美性の回復を行ったか、供覧していきたい。

#### 治療計画

　咬合が安定したことを確認しながら前歯部の治療を並行して行っていく。前歯部の切縁の決定が審美修復治療には重要なファクターとなってくる。そのため、補綴装置の最終形態のイメージ、つまり治療ゴールのイメージから硬組織・軟組織の増生量を決定していく。

　1|の歯根破折、2|の歯根囊胞、|3の欠損部位（図1、2）に対し、それぞれ硬組織と軟組織の温存と増生、インプラントによる欠損部の回復を計画した。本症例では左側補綴装置の形態がより理想に近似しているため、右側の治療ゴールイメージを左側のイメージを反転させた形態に合わせていくように治療を組み立てていった（図3、4）。

審美性を獲得するための硬・軟組織増生の調和　長尾龍典

## 硬・軟組織増生により審美的な調和を獲得できた症例

**患者年齢および性別**：48歳、女性　　**主訴**：前歯部補綴装置の破折による審美障害

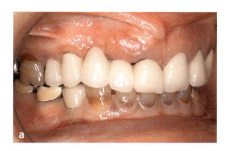
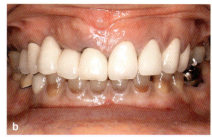
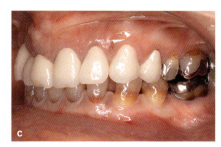
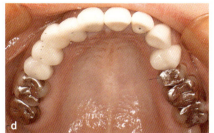
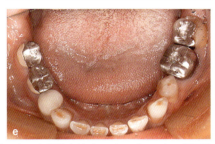
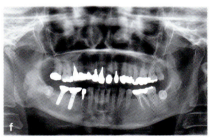

図1-a〜f　初診時の口腔内およびパノラマX線写真。全顎的な治療、インプラント、矯正治療と歯科への関心は高い患者であった。審美目的による抜歯をともなう補綴治療と、歯の位置異常から力を逃がしきれなかったことによる臼歯部の摩耗が観察できる。

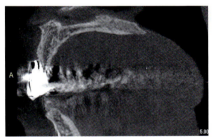
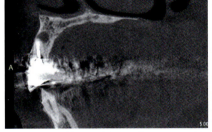
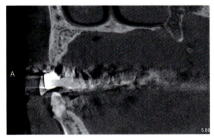

図2-a　1⏌部CT画像。唇側骨が失われていることが確認できる。軟組織の厚み、位置を温存していきたい。

図2-b　同2⏌部。唇側骨は残っているが根尖に歯根囊胞が認められる。前後の歯の状態から安易に抜歯を行うと骨吸収を起こす可能性が高いと推測される。

図2-c　同3⏌部。欠損部位のため歯頚部の骨幅が不足しているが、根尖部は母床骨として十分である。

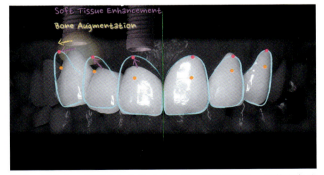
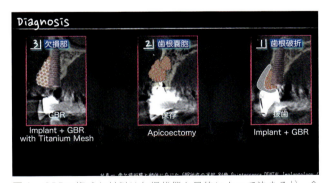

図3　審美性の回復のためのイメージ。外科手術後、最終印象時までにジンジバルフレームワークを行うにあたり、軟組織の形態回復に必要な組織量をイメージすることで硬・軟組織増生が必要な部位と量がイメージできる。

図4　GBRの術式と材料は欠損状態と目的によって決まる[1]。今回、3⏌には審美領域における軟組織の外形をサポートするためのcontour augmentationに有効なチタンメッシュを選択、インプラント埋入術と同時にGBRを行う計画とした。

## ■会員発表

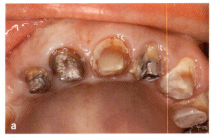
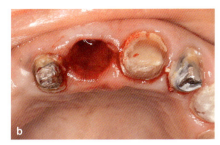
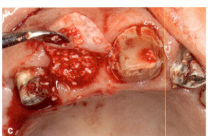
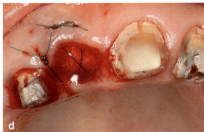

図5-a～d　Funato、Ishikawaらの抜歯即時埋入の分類[2,3]のClass 3であること、辺縁歯肉の厚みとマージンラインが低位にあることから抜歯即時埋入は行わず、インプラント埋入後のジンジバルフレームワークのためにリッジプリザベーションを行い、軟組織を温存した。リッジプリザベーションは抜歯後の顎堤吸収を最小限にするのに効果的である[4]。今回は、唇側骨をU字状に大きく失っていたため、骨補填材を填入後、自己血液より作成したCGFメンブレンを縫合しポンティックにより固定した。

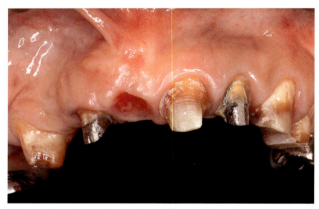

図6-a　抜歯後2ヵ月の1|部の状態。水平的な厚みおよび垂直的な高さが温存されているのが確認できる。

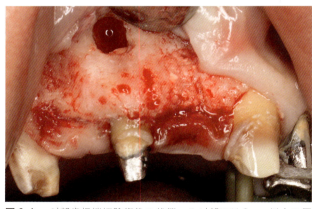

図6-b　2|部歯根端切除術後の状態。3 1|部には2mm以上の厚みのある軟組織形態が確認できる。この厚みがインプラント周囲骨の吸収量を抑制する[5]。切開した時点で縫合部の軟組織が薄い場合は結合組織の移植を行い、軟組織形態の修正を行う必要がある。

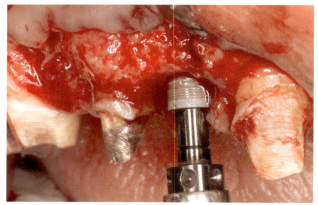

図6-c　次に3 1|部へインプラント埋入を行う。埋入ポジションと埋入深度がインプラント審美修復の成否を分けるといっても過言ではない。最終形態から埋入ポジションと深度をシミュレートして必要があればサージカルテンプレート用いて手術を行う。

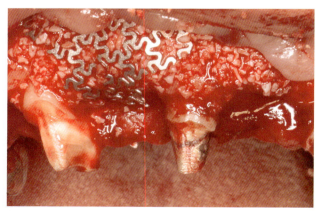

図6-d　最後に3 2 1|部にGBRを行う。特に3|部はチタンメッシュを用いることで、審美領域における軟組織の外形をサポートするためのcontour augmentationに有効となる。

76

審美性を獲得するための硬・軟組織増生の調和　長尾龍典

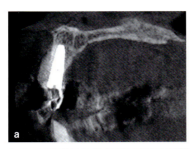

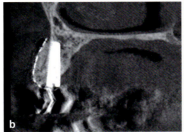

図7-a、b　GBR後3ヵ月のCT像。3]部にはチタンメッシュによる十分な水平的骨増生が確認できる(b)。

図7-c　GBR後3ヵ月の口腔内写真。骨幅は十分だが軟組織の厚みが不足しているように見える。チタンメッシュ除去手術時に口蓋より角化歯肉付き結合組織移植を行うことで軟組織の厚みを改善すると同時に角化歯肉の幅も獲得する。

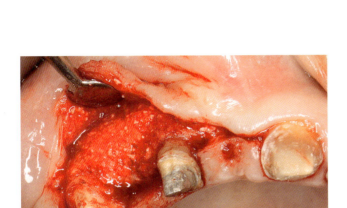

図8-a　チタンメッシュ除去後、十分な骨が確認できる。以前はこのまま補綴処置に入っていたが、軟組織の厚みが不足していると、硬組織の吸収だけでなくインプラント体やアバットメントの金属色の透過など永続性や審美性の問題が後ほど出てくる。

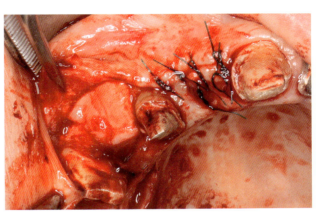

図8-b　さらなる増生効果と骨の吸収抑制効果のため、軟組織の移植を行う。十分な減張切開を行うことが成功の秘訣である。

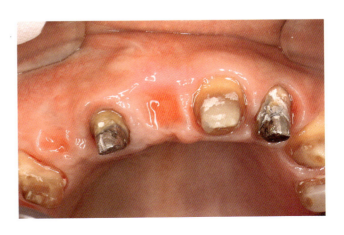

図9　軟組織移植後2ヵ月の状態。十分な軟組織の厚みが確保できている。Schneiderらの論文[6]で示された硬組織による増生効果57％、軟組織による増生効果43％を考えると、十分な増生量が確認できる。ここからオベイトポンティックの形態付与により、ジンジバルフレームワークを行っていく。オベイトポンティックの形態付与から行う目的は、アバットメントの着脱回数を減らすことで、インプラント周囲骨の吸収を防ぐためである[7]。

77

## 会員発表

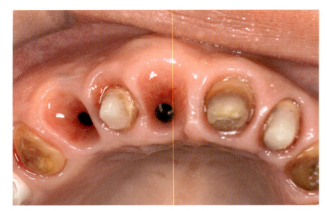
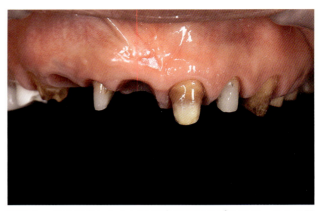

図10-a　最終プロビジョナル装着後6ヵ月の最終印象時咬合面観。増量された軟組織ボリュームおよび十分な厚みが確認できる。この軟組織の厚みが、下にある骨形態とインプラント周囲骨を安定させるだけでなく、インプラントやアバットメントのメタルカラーの透過を防ぐ[8]。プロビジョナルの破折や脱離のないことを確認し、最終印象を行う。

図10-b　2⏌を温存したことで治療期間中のプロビジョナルの問題、硬・軟組織の吸収量のコントロールが可能となった。インプラントプロビジョナル装着後の矯正治療をするか否かを最後まで患者と話し合ったが、この状態で十分に満足されていたため受け入れてもらえなかった。歯のポジションの改善ができなかったため、最後まで乳頭の形態に悩まされた。

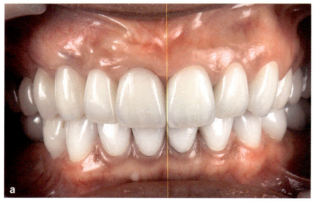
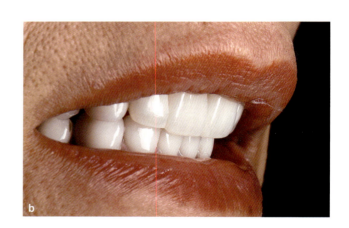
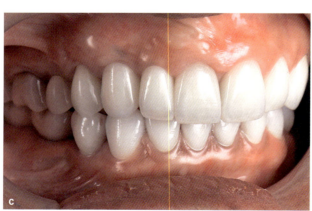
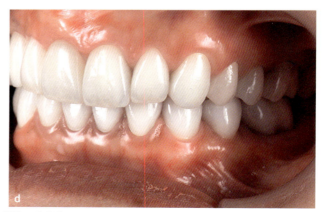

図11-a〜d　最終補綴装置装着時。硬・軟組織のハーモニーだけでなく、機能・審美性との調和も確認できる。

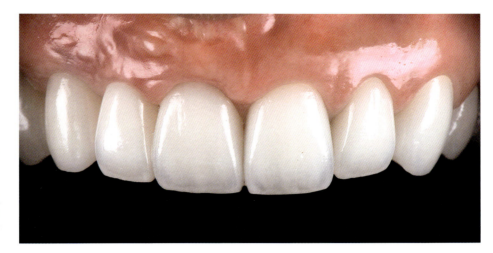

図12 最終補綴装置装着後約2年。補綴装置のスープラジンジバルカントゥアに調和したソフトティッシュカントゥアが構築できている。スキャロップ形態から歯肉縁の位置でしっかり歯肉がサポートされていることが確認できる。現在も硬・軟組織のハーモニーが保たれている。（歯科技工担当：Ray Dental Labor 都築優治氏）

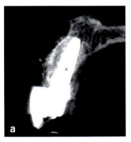
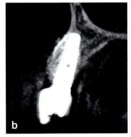
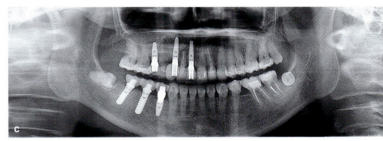

図13-a〜c 術後1年後のCTおよびパノラマX線像。唇側の造成骨はしっかりと硬組織化していることが確認できる。軟組織の厚みがその安定性をサポートし、補綴装置が形態をサポートしている。ここにも組織だけでなく補綴装置とのハーモニーが存在する。

## まとめ

　天然歯とインプラントを含めたハーモニアスな歯頸ラインを構築するうえで、組織の垂直的なコントロールのオプションを持つことは重要である。硬組織増生においては水平的・垂直的に効果的に増生できるチタンメッシュは有効な方法である。軟組織においては結合組織移植により、水平的・垂直的なコントロールが可能となっている。硬・軟組織のハーモニー、これら2つの厚みのコントロールが術後の成否に大きく影響するとともに、清掃性、永続性の観点からも重要なファクターである。

### 参考文献

1. Benic GI, Hämmerle CH. Horizontal bone augmentation by means of guided bone regeneration. Periodontol 2000 2014；66（1）：13-40.
2. Funato A, Salama MA, Ishikawa T, Garber DA, Salama H. Timing, positioning, and sequential staging in esthetic implant therapy: a four-dimensional perspective. Int J Periodontics Restorative Dent 2007；27（4）：313-323.
3. 石川知弘, 船登彰芳. 新版 4-Dコンセプトインプラントセラピー 審美性と機能性獲得に必要な組織保存と再建のテクニックとそのタイミング. 東京：クインテッセンス出版, 2018.
4. Kassim B, Ivanovski S, Mattheos N. Current perspectives on the role of ridge (socket) preservation procedures in dental implant treatment in the aesthetic zone. Aust Dent J 2014；59（1）：48-56.
5. Linkevicius T, Puisys A, Linkeviciene L, Peciuliene V, Schlee M. Crestal Bone Stability around Implants with Horizontally Matching Connection after Soft Tissue Thickening: A Prospective Clinical Trial. Clin Implant Dent Relat Res 2015；17（3）：497-508.
6. Schneider D, Grunder U, Ender A, Hämmerle CH, Jung RE. Volume gain and stability of peri-implant tissue following bone and soft tissue augmentation: 1-year results from a prospective cohort study. Clin Oral Implants Res 2011；22（1）：28-37.
7. Canullo L, Bignozzi I, Cocchetto R, Cristalli MP, Iannello G. Immediate positioning of a definitive abutment versus repeated abutment replacements in post-extractive implants: 3-year follow-up of a randomised multicentre clinical trial. Eur J Oral Implantol 2010；3（4）：285-296.
8. Ioannidis A, Cathomen E, Jung RE, Fehmer V, H?sler J, Thoma DS. Discoloration of the mucosa caused by different restorative materials - a spectrophotometric in vitro study. Clin Oral Implants Res 2017；28（9）：1133-1138.

# 会員発表

## インプラント臨床における
## デジタライゼーションの光と影
### －基礎研究から見えてくるプロトコールの提案－

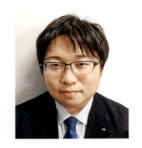

西山貴浩　Takahiro Nishiyama　（和田精密歯研(株)）

2009年　大阪大学歯学部附属歯科技工士学校卒業
　　　　Bionic株式会社入社
2012年　和田精密歯研株式会社異動
2017年　大阪大学大学院歯学研究科入学
和田精密歯研株式会社インプラント・矯正事業部、大阪大学大学院歯学研究科顎口腔機能再建学講座クラウンブリッジ補綴学分野、IMDD（The Institute for Multi-Digital Dentistry）

### はじめに

インプラント治療において、術前のシミュレーションやガイデッドサージェリーの利用は、治療計画に沿った正確なインプラント埋入、手術時間の短縮や適切な補綴装置の作製などを可能にし、ひいては患者QOLの向上に寄与することが確認されている[1,2]。

しかしながら、インプラントの臨床現場においては正確と言われるガイドを使用したにもかかわらず、埋入精度が悪いと評価される場合もあり、埋入誤差も考慮した安全なシミュレーションをするように注意喚起する声も少なくない。さらに、2011年12月に国民生活センターから公表された「歯科インプラントに係る問題」において、施術による痛みや腫れなど、さまざまなトラブルが起きていることが紹介されている[3]。これらの報告を受け、日本口腔インプラント学会から『口腔インプラント治療指針2012』が発行された[1]。この指針において、シミュレーションソフトは診断、治療計画の立案、手術シミュレーション、サージカルガイドの製作、インフォームドコンセントに有効であるとされていたが、2016年度版では、フラップレス手術の場合においては、サージカルガイドの利用は必須とされている[2]。

一方、ガイデッドサージェリーを行ってもシミュレーション位置と口腔内のインプラント体の埋入位置には一定の誤差があると報告されている。

埋入精度に関するシステマティックレビュー[4]によると、図1のような誤差が報告されている。2008年のITIのシステマティックレビューでコンピュータ支援手術は、安全性、転帰、罹患率、効率に関して従来の手法よりもすぐれているというエビデンスはまだないと結論付けられている[4]。

### シミュレーションどおりに
### インプラント埋入するために

シミュレーションどおりにインプラント埋入するために、どのようにすべきかについて、ここでまとめたい。

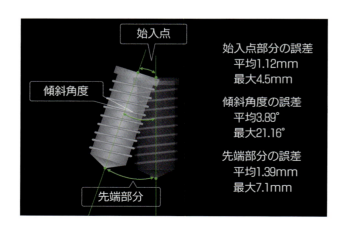

図1　ガイデッドサージェリーの埋入誤差。（参考文献4より引用・改変）

表1 ガイデッドサージェリーにおける誤差発生の可能性のある各ステップ（参考文献5より引用・改変）

| 1. 診察・検査 | CT検査、印象採得、石膏模型、模型スキャン |
|---|---|
| 2. シミュレーション | CT画像と模型のマッチング、プランニング、サージカルガイド作製 |
| 3. 骨形成 | 厚い粘膜、サージカルガイドの装着、サージカルガイドの固定方法、スリーブとドリルの遊び、スリーブの長さ、サージカルガイドの剛性、埋入位置、開口量 |
| 4. インプラント埋入 | 埋入方法（サージカルガイドまたはフリーハンド） |

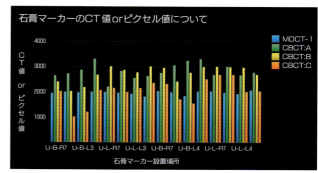

図2 同じCT値（ピクセル値）のマーカーでも貼り付ける部位によってもバラツキが存在する。

表2 各社CTの結果

| Equipment | MSCT GE Discovery | Cone Beam CT |||||||||||
|---|---|---|---|---|---|---|---|---|---|---|---|---|
| | | A | B | C | D | E | F | G | H | I | J | K |
| in Air ||||||||||||||
| Ave | 1954 | 2105 | 1489 | 1688 | 2948 | 2815 | 2759 | 2724 | 1745 | 3701 | 1213 | 2025 |
| SD | 87 | 156 | 115 | 132 | 265 | 305 | 316 | 317 | 229 | 796 | 263 | 469 |
| CV (SD/Ave) | 0.045 | ①0.074 | ②0.077 | ③0.078 | ④0.090 | ⑤0.108 | ⑥0.115 | ⑦0.116 | ⑧0.131 | ⑨0.215 | ⑩0.217 | ⑪0.232 |
| in Water ||||||||||||||
| Ave | 1791 | 1110 | 789 | 893 | 1625 | 1697 | 2201 | 1824 | 764 | 1584 | 1211 | 777 |
| SD | 80 | 174 | 99 | 78 | 275 | 307 | 334 | 232 | 185 | 329 | 254 | 254 |
| CV (SD/Ave) | 0.045 | ⑤0.156 | ②0.125 | ①0.088 | ⑥0.169 | ⑦0.181 | ④0.151 | ③0.127 | ⑩0.242 | ⑧0.208 | ⑨0.210 | ⑪0.327 |
| Water/Air | 0.92 | 0.53 | 0.53 | 0.53 | 0.55 | 0.6 | 0.8 | 0.67 | 0.44 | 0.43 | 1 | 0.38 |

各社CTのCT値（ピクセル値）をCV値の値が良い順番に並べ一覧とした。歯科用CTでもピクセル値が安定している機種も存在するが、不安定な装置も存在する。

まず、ガイデッドサージェリーにおける誤差発生の可能性のある各ステップとして、**表1**のような項目があることが報告されている[5]。

## CTの機種選択

第1項目に挙げているCT検査は、インプラント手術において現在必須とされている。以前は医療施設に行き医科用の大型CTで撮影を行っていたが、最近はコンパクトな歯科用CTが急速に普及し、2017年12月において国内導入実績が16,000台という報告があり、機種も20種類以上にのぼる。しかし、その特性には差がある。

筆者らは、各社歯科用CTのピクセル値を調べ、医科用CTのCT値と比較検討する基礎研究を行ってきた[6,7]。その方法としては上下顎口腔に16個の石膏マーカーを付与した乾燥頭蓋骨を医科用CTおよび各社歯科用CTで撮影し、歯科用シミュレーションソフトBioNa（和田精密歯研）で16個のマーカーのCT値またはピクセル値を計測し、その平均値と取り付け場所による変動を比較し評価した。この実験では口腔周辺の異なる場所に貼り付けた同一材質の石膏マーカーのCT値またはピクセル値を計測しているので、本来は場所による変動は統計的バラつき以内の変動に収まるはずである。

**図2**には1種類の医科用CT（MDCT-1）と3種類の歯科用CT（CBCT-A、B、C）における16個の石膏マーカーのCT値およびピクセル値を示す。医科用CTの場合変動は少ないが、歯科用CTの場合変動はかなり大きく不安定である。歯科用CTでは散乱X線の防備ができていないのがその主因と考えている。

この実験を頭蓋骨を水中に沈めた撮影も加え、11種の歯科用CTにつき拡張した結果が**表2**である。この表には平均ピクセル値（Ave）、標準偏差（SD）、変動係数（CV=SD/Ave）を示し、歯科用CTについては空気中での撮影データにおけるCVの小さい順に並べている。歯科用CTでもCVが小さく医科用CTに近いレベルで安定している機種もあれば、遠く及

### ■ 会員発表

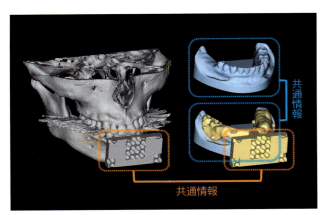

図3 マーカー（撮影用テンプレート）を基準に合成することで、高精度なシミュレーションデータを作成できる。

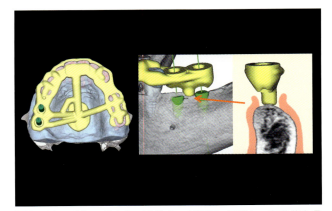

図4 サージカルガイドのデザインも精度に影響し、部分的な骨上ガイドや支持領域や適合の確認方法など、個々の歯科医師に合わせて設計している。

表3 シミュレーションどおりのインプラント埋入をするために必要な事項

| |
|---|
| 1．CT骨像と歯列石膏模型が正確に合成されたデータを用いてシミュレーションを行う |
| 2．サージカルガイドは欠損状況や骨質、形態、ドリルに合わせて設計を行う |
| 3．インプラントシステムにあったガイド用のドリルを使用する |
| 4．ドリリング時はガイドに頼りすぎず、ガイドのスリーブの位置や傾きを確認して、スリーブの中心を慎重に穿孔する |

ばない機種も存在する。ピクセル値の安定性は、骨質の評価だけでなく、三次元骨モデルを抽出生成する際の重要な要素であり、これがシミュレーションやサージカルガイドの正確さに大きく影響すると報告されている[8]。

これからCTを購入される先生方には、機種選定の際には十分に吟味していただきたい。

### STLデータの合成方法

また、正確なサージカルガイドを作製するためには、CT骨像の歯列像ではメタルアーチファクトなどによるノイズが多く、かつピクセルが粗く精度が不十分であると考え、筆者らはこれを歯列石膏模型を高精度光計測した歯列STLデータ像に置き換えている。そのため、両データを統合する方法を特許取得した。この技術では、CT撮影用テンプレートを介して鮮明な歯列石膏模型像を高精度にCT骨像に合成することにより、正確な骨および歯列像を得ることを可能にした。[9]（図3）。

### サージカルガイドのデザインとドリルスケジュール

サージカルガイドのデザイン形態も埋入精度に影響を与えると報告されているが、筆者らは金属床の設計ノウハウや技工テクニックを用いてガイドのデザインを決定している（図4）。また、ドリルについては、埋入するインプラントシステム専用のガイド用ドリルを使うことを推奨している。

特に、埋入時におけるガイドの使用については、インプラント窩形成時だけでなく最終埋入までのほうが埋入精度が高いことも報告されている[10]。正確な埋入をするためには、ぜひ専用のガイドドリルと最終埋入までのガイド使用をお願いしたい。

表3にガイドを使って精度の高いインプラント埋入を実現するための大切な事項をまとめたので、参照いただきたい。

以下に、実際にガイデッドサージェリーを行った症例を、その埋入の精度検証も含め紹介したい。

インプラント臨床におけるデジタライゼーションの光と影―基礎研究から見えてくるプロトコールの提案―　西山貴浩

## ガイデッドサージェリーにて高い精度でインプラントを埋入した症例

**患者年齢および性別**：31歳、男性　　　　**主訴**：2⏌1⏌欠損の治療

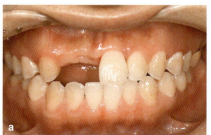
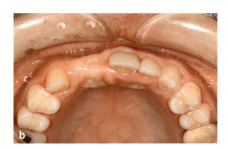

図5-a、b　初診時の患者口腔内。2⏌1⏌が欠損し唇側の硬・軟組織の吸収が認められる。

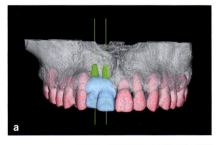

図6-a、b　シミュレーションソフトBioNaを用い、インプラント埋入本数2本の場合と1本の場合のシミュレーションを行った。

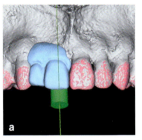
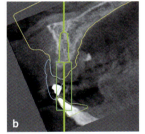
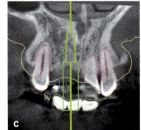

図7-a～c　インプラント間距離や天然歯根間距離から1本埋入を選択した。

図8　設計したサージカルガイドのCAD画像。

### 症例供覧

患者は2⏌1⏌欠損で、初診時31歳の男性（**図5**）。BioNaでシミュレーションするために、撮影用テンプレートを作製し、シミュレーションデータを作成した。インプラントを2本または1本のどちらの埋入にするかをシミュレーションした（**図6**）。

その結果、インプラントの埋入スペースから1本埋入で計画を進めることにし、サージカルガイドを作製した（**図7、8**）。**図9**のドリルスケジュールでガイドサージェリーを行った（**図10～12**）。

術後のDICOMデータから骨とインプラントの3Dモデルを生成し、術前と術後で形態変化の少ない部分を基準に位置合わせを行い（**図13、14**）、シミュレーションしたインプラン

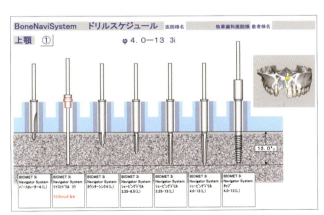

図9　ドリルスケジュール。埋入までに使用するドリルをまとめている。

83

## 会員発表

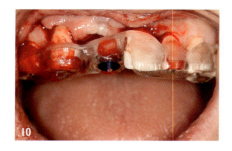
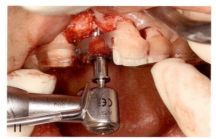

図10 ガイドの適合確認。

図11 ドリリング時の様子。

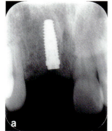
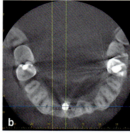
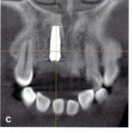
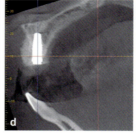
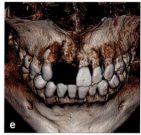

図12-a〜e インプラント埋入直後のデンタルX線写真とCT画像。

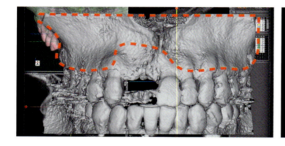
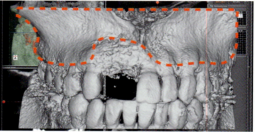

図13-a、b 術前術後の比較検証の様子。術前と術後で変化の少ない部分を基準に位置合わせを行い、術前のシミュレーションに対しての術後のインプラント埋入位置の位置関係を調べた。

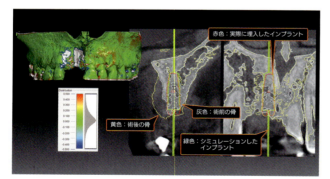

図14 高い精度で位置合わせができている。

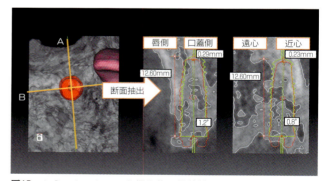

図15 シミュレーションと埋入後の比較検証。

トに対する、埋入インプラントの位置誤差を調べた（**図15**）。その結果、始入点での誤差は0mmに対して、先端部は唇舌断面では0.29mm唇側に寄り、近遠心断面では0.23mm近心に寄っていた。これはシステマティックレビューの誤差に比べて小さく、非常に高い精度で埋入されていることがわかった。一定のプロトコールにしたがって作業を進めることで、精度の高いインプラント埋入が可能となり、適切な補綴装置の設計ができたと考えている（**図16**）。

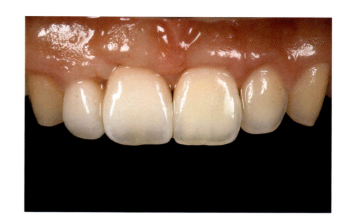

**図16** 最終補綴装置装着時の口腔内。歯科技工担当：久保哲郎氏（Oral design Osaka）

## おわりに

コンピュータガイデッドサージェリーは、シミュレーションした位置にインプラント埋入を実現するために非常に有効な術式であり、より安心安全な治療を患者に提供できる技術である。

しかしながら、精度の高いガイドを作るまでの過程において、データの合成方法やガイドのデザイン、ドリルのスケジュールなどの複雑かつ煩雑な作業も多い。さらには、患者の骨状態や、術者のテクニックにも依存するため、安易な考えでこの手法を使用することは危険である。正確なガイデッドサージェリーを実現するためには、これらの点に十分に配慮し慎重かつ正確に各ステップを実行する必要がある。

### 謝辞

OJでの発表にあたって症例をご提供いただいた牧草一人先生と杉元敬弘先生に厚く御礼を申し上げます。また、本システムによる日々の臨床を支えていただいている和田精密歯研株式会社のメンバー、そして、安心安全なガイドシステムを目指し、開発当初から支援していただいている荘村泰治先生、熊澤洋一氏、桑折欣也氏、岡田友里氏、横江千絵氏らに感謝申し上げます。

### 参考文献

1. 公益社団法人日本口腔インプラント学会（編）．口腔インプラント治療指針2012．東京：医歯薬出版，2012．
2. 公益社団法人日本口腔インプラント学会（編）．口腔インプラント治療指針2016．東京：医歯薬出版，2016．
3. 歯科インプラント治療に係る問題－身体的トラブルを中心に－．独立行政法人国民生活センター，2011．
4. Tahmaseb A, Wismeijer D, Coucke W, Derksen W. Computer technology applications in surgical implant dentistry: a systematic review. Int J Oral Maxillofac Implants 2014；29 Suppl：25-42.
5. 小久保裕司．デジタル技術からみたインプラント治療の現在と未来．日口腔インプラント誌 2017；30(2)：69-78.
6. 三上 格，黒江敏史，谷山智秀，荘村泰治．歯科用コーンビームCTにおけるピクセル値の評価．日口腔インプラント誌 2011；24(3)：405-413.
7. 神田昌巳，上林 毅，松﨑紘一，三上 格，荘村泰治．医科用CTのCT値と歯科用コーンビームCTのピクセル値の比較．日歯理工学会誌 2013；32(1)：41-51.
8. Widmann G, Fischer B, Berggren JP, Dennhardt A, Schullian P, Reto B, Puelacher W. Cone Beam Computed Tomography vs Multislice Computed Tomography in Computer-Aided Design/Computer-Assisted Manufacture Guided Implant Surgery Based on Three-Dimensional Optical Scanning and Stereolithographic Guides: Does Image Modality Matter? Int J Oral Maxillofac Implants 2016；31(3)：527-533.
9. 横江千絵．BioNa & BoneNaviについて．日歯産会誌 2016；30(1)：60.
10. Behneke A, Burwinkel M, Behneke N. Factors influencing transfer accuracy of cone beam CT-derived template-based implant placement. Clin Oral Implants Res 2012；23(4)：416-423.

# 会員発表

## 顎機能と調和した
## インプラント治療を目指して

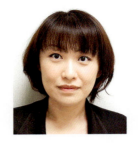

西村和美　Kazumi Nishimura　（山口県開業）

2000年　福岡歯科大学卒業
2003年　西村歯科医院開業
日本顎咬合学会、日本歯周病学会、日本臨床歯周病学会、日本臨床補綴学会

### はじめに

　医療の目的は人の健康維持であり、その中で歯科医療の役割は、歯列をはじめとする顎口腔系の再建と保全による諸機能の維持とされている。そして歯科医療の対象である顎口腔系は、筋と顎関節と咬合、これらを統御する中枢で構成されている[1]。
　顎関節症患者に対してインプラントを行う際の問題点を図Ⅰ-aに挙げる。まず下顎骨は生体のなかで筋肉によってぶら下がっている状態なので、顎位を適正な位置に修正すると、下顎が三次元的に変化し、上下の歯列弓の対咬関係が変化する（図Ⅰ-b、c）。そうすると、対咬関係を良好にするためには歯のポジションを変えるために、矯正治療が必要になることが多い。しかし、臼歯部に欠損が生じている場合は、治療の早期に欠損部へインプラントを埋入し、バーティカルストップを獲得したほうが顎位は安定し、矯正を行う際にもインプラントは絶対的なアンカーとなる。
　つまり最終補綴の部位を埋入ポジションとするのが理想であるが、治癒過程において顎位と歯の位置は変化するものであり、ある時期で見きわめてインプラントを埋入したほうが治療を進めやすいことから、埋入時期、埋入ポジションの決定が複雑で困難となる。

### 症例供覧

#### 1．問診、診査、診断、治療計画（図2〜5）

1）問診
　患者は66歳の女性で「下顎臼歯部の取り外しの義歯では噛めず、気持ち悪い。インプラントにしたら快適になるはず」とインプラントに期待して来院した。

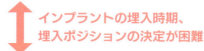

図Ⅰ-a　顎関節症患者にインプラントを行う際の問題点。

顎機能と調和したインプラント治療を目指して　西村和美

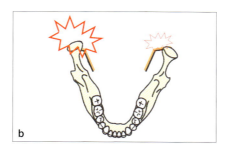
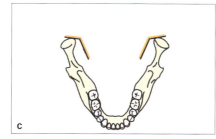

図1-b、c　下顎がコンプレッションされた状態(b)から三次元的に顆頭安定位(c)へ移動するイメージ。

## 顎関節症の患者にインプラントを行った症例（図2〜15）

**患者年齢および性別**：66歳、女性　　　　**主訴**：下顎臼歯部の取り外しの義歯では噛めず、気持ち悪い

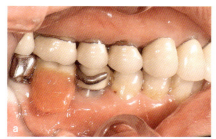
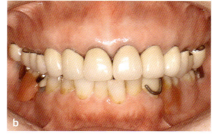
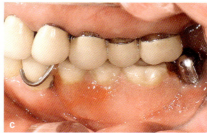
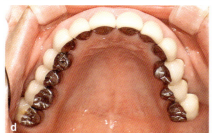
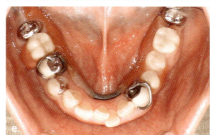
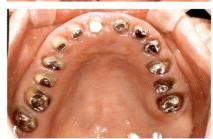

図2-a〜f　初診時a〜eと補綴装置除去後fの口腔内。上顎補綴装置除去後のほとんどの歯において歯質が4壁残っており、便宜抜髄の形跡が窺える。

　歯科的既往歴として、2年前に他院にて4ヵ月で全顎的な治療が終了し、上顎は天然歯をすべて便宜抜髄後に補綴を行った。治療中から|7と下顎臼歯部が次々と歯根破折を起こし、下顎は義歯装着になったとのことだった。上顎の補綴装置を外すとほとんどの歯において歯質が4壁残っており、便宜抜髄の形跡が窺えた。また、この患者は首にねじれが生じて回らず、多くの不定愁訴を抱えていた。

### 2）診査
　咬合由来で下顎が右側へ偏位し、右側前頚筋と咀嚼筋、さらに表情筋の緊張を生じさせ、顔貌は非対称となり、次いで右側後頭部の筋が緊張して、頭位も右側へ傾斜している[1]。|5は歯根破折の可能性が高く、歯根分割された7|7は動揺が大きかった。

　初診時の顎運動では、歯での側方、前方ガイドがなく、スムーズに運動できなかった[2]。顎機能検査は、早期接触、臼歯部の咬合低位、平衡側の咬頭干渉、後方へのブレーシングイコライザーの欠如により、筋の過緊張や顎関節への負荷が起き、圧痛が認められるようになるため、触診による圧痛の発現が臨床で有効な咬合不調和の指標となる[1]。

　本患者の顎機能検査では、関節と筋の圧痛のみで円板は介在していたが、補綴後に右側顎関節の急性クローズドロックを数回起こしたとのことで、当院で初診の口腔内写真撮影時とスプリント製作のための印象採得時にも起こし、マニピュレーションを行い解消させた。

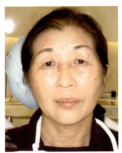

**図 3**　初診時顔貌。顔貌は左右非対称であり、頭位も右側へ傾斜している。

| | | | | | | | | | | | | | |
|---|---|---|---|---|---|---|---|---|---|---|---|---|---|
| 5 4 4 | 4 4 5 | 5 3 5 | 4 3 5 | 4 3 6 | 5 4 5 | 5 4 5 | 5 4 4 | 4 3 5 | 5 3 5 | 4 3 4 | 4 10 4 | 3 4 4 | |
| 4 4 4 | 4 3 3 | 5 3 3 | 4 3 4 | 4 4 4 | 5 3 4 | 4 4 4 | 4 4 4 | 4 5 4 | 3 3 3 | 3 3 3 | 3 3 3 | 3 3 3 | |
| 7 | 6 | 5 | 4 | 3 | 2 | 1 | 1 | 2 | 3 | 4 | 5 | 6 | 7 |
| 4 3 4 | | 4 3 4 | 5 4 4 | 3 3 3 | 3 3 4 | 3 3 4 | 4 3 4 | 4 3 4 | 4 3 3 | | | | 4 8 6 |
| 4 10 5 | | 3 3 3 | 3 3 4 | 4 3 4 | 4 3 4 | 3 3 3 | 3 3 3 | 3 3 3 | 5 4 3 | | | | 4 3 4 |

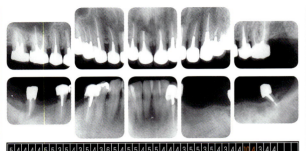

**図 4**　初診時デンタルX線写真とプロービングチャート。|5 と 7|7 は保存不可能と診断した。また、補綴歯の二次う蝕が認められる。

**顎関節　触診**

| | R | L |
|---|---|---|
| 圧痛 | ＋ | ± |
| クリック | − | − |
| クレピタス | − | − |
| 円板介在の触知 | ○ | ○ |
| 開口量 | 44mm | |

| |
|---|
| 側方からの診査 |
| 圧痛　右（＋）　左（±） |
| 後方からの診査 |
| 右左圧痛(＋)右後方への押し込み(＋) |
| 下方からの診査 |
| 右圧痛(＋) |
| 上関節腔における滑走状態の診査 |
| n.p |

**筋　触診**

| | R | L |
|---|---|---|
| ①咬筋深部 | − | − |
| ②咬筋浅部起始部前縁 | − | − |
| ③咬筋浅部停止部前縁 | − | − |
| ④咬筋浅部下顎角部 | ＋ | − |
| ⑤咬筋浅部中央 | ＋ | ＋ |
| ⑥側頭筋前部 | ± | − |
| ⑦側頭筋中部 | ± | − |
| ⑧側頭筋後部 | − | − |
| ⑨顎二腹筋前腹 | − | − |
| ⑩顎二腹筋後腹 | ＋＋ | ＋ |

**図 5**　初診時顎機能検査チャート表。触診で顎関節や筋の圧痛が認められた。

### 3）診断、治療計画

実際の歯科治療にあたっては、現状把握のための「病態診断」、なぜ現状に至ったのかを究明する原因療法と再発防止のための「発症メカニズムの診断」、具体的な治療目標決定のための「エンドポイントの診断」の３つの診断を行うことにより、病態に対して的確で、対症療法や過剰治療に陥ったり再発を繰り返すことなく、患者にとって総合的に有利な治療に近づけることができる[1]。

病態診断は、問題点として咀嚼障害、咬合不安定、|5 と 7|7 は保存不可能、二次う蝕を挙げ、顎関節においては右側Ⅲａ型、Ⅱ型の複合型顎関節症とした。

発症メカニズムは、顔面の正中に対して上顎前歯の正中が左側にあり、左側上顎臼歯の歯軸が傾斜し、支台歯も内側に削り込まれていることから、天然歯での咬合状態は左側がシザース気味であって、上下の歯を噛み合わせるのを目的に前医にて補綴処置を受けたと予測した。プロビジョナルレストレーションで評価することなく、一気に上顎の補綴を行ったため咬合高径の低下、顎位の偏位が起き、そのため干渉が起きガイドがないことも相まって、右側顆頭が後上方に押し込まれ、円板前方転位を起こしやすくなったと考えた。また、側方ガイドがないことで歯牙単位では臼歯部の破折を起こしたと推察した。

患者は欠損部のインプラントのみを希望したが、現状の顎位のままでインプラント治療のみを行うことは危険であったので、スプリントにより顆頭安定位に下顎を誘導したのちに、下顎臼歯部にインプラントを用い、補綴による全顎的な咬合再構成を行うことをエンドポイントとし、治療計画を立案した。

## 2．治療経過

### 1）スプリント治療

|5 と 7|7 を抜歯後、顆頭安定位を模索するためのスプリントを装着した。スプリントは下顎が後方に押し込まれないように、緩いガイドをつけたものとした。スプリント装着調整後１ヵ月、下顎は左前方に移動し、特に右側の臼歯間に空隙が生じた（**図 6**）。治療初期において患者は精神的にも不安定であり、可逆的な治療で下顎の適応、症状改善を確認後に患者も協力的であったので、もう一度患者と話し合い、治療に踏み切ることを決定した[3]。

### 2）プロビジョナルレストレーション

スプリント治療によって得られた顎位をもとに、１stプロビジョナルを作製し、顎関節のリモデリングに合わせて調整していった。この時点で顎口腔系の機能調和が得られ、顎位のエンドポイントが見られたと判断したので、モックアップ後、サージカルステントを用いて下顎臼歯部にインプラント埋入（**図 7**）、前歯部に限局的矯正治療（LOT：Limited Orthodontic Treatment）を行った。最終プロビジョナル（**図 8**）での評価を行ったのち、その情報をファイナルに移した。

顎機能と調和したインプラント治療を目指して　西村和美

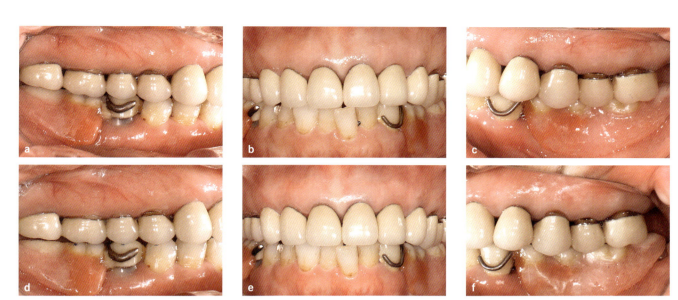

図6-a～f　スプリント治療開始前(a～c)とスプリント装着後1ヵ月(d～f)。下顎は左前方へ移動し、特に右側の臼歯間に空隙が生じた。

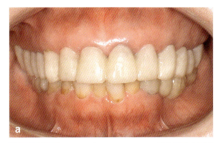

図7-a～d　1stプロビジョナル(a)とモックアップ(b～d)。顎位のエンドポイントが見られたので、モックアップ後、サージカルステントを製作した。

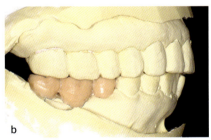
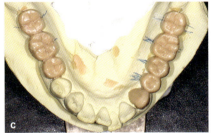
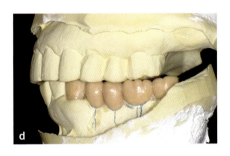

### 3）左側下顎臼歯部インプラントの上部構造の形態（図9、10）

　下顎前歯部LOT後、|3とインプラントの間に中途半端な間隙が生じた。そこで|3の歯冠を遠心に豊隆させ、1本のインプラントから2つの小臼歯形態を構成するような上部構造とした。すると左側の対咬関係は1歯対1歯となり、清掃性も不良となってしまった。形態について再検討し、1本のインプラントから1つの歯冠を構成しインプラント3本を支台としたカンチレバーとした[4]。対咬関係を1歯対2歯とし、歯間ブラシを通しやすい形態とした。プラーク染色をして比較すると、指導の成果もあり、明らかに清掃性が向上している。

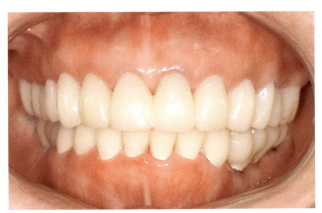

図8　最終プロビジョナル。

■ 会員発表

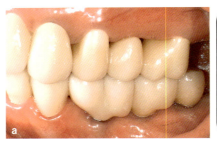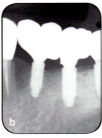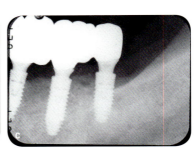

**図9-a～c** 上部構造修正前の口腔内写真(**a**)とデンタルX線写真(**b、c**)。1本のインプラントから2つの小臼歯形態を構成すると、対咬関係が一歯対一歯となった。

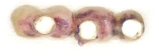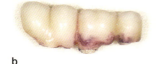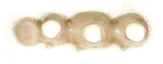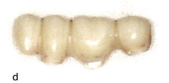

**図10-a、b** 上部構造修正前のプラーク染色時。

**図10-c、d** 上部構造修正後のプラーク染色時。インプラント3本を支台としたカンチレバーとし、歯間ブラシを通しやすい形態に修正したため、清掃性が向上した。

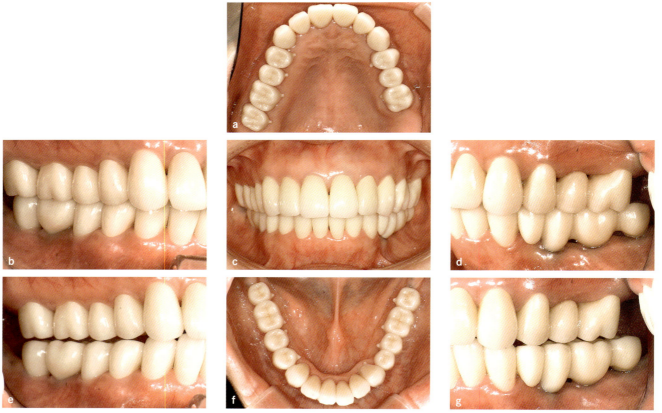

**図11-a～g** 術後口腔内写真。側方ガイドは犬歯誘導とした。

**4）最終補綴**

　側方ガイドは犬歯誘導とした(**図11**)。治療終了時のデンタルとプロービングチャートから良好な結果であると考える(**図12**)。術後、機能と調和した顔貌が得られ、顎機能検査は術前より改善を示した(**図13、14**)。また術後正面撮影(PA)より、上顎骨の正中は左側に位置しているが、頭蓋と下顎の正中は一致している(**図15**)。

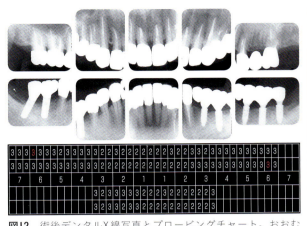

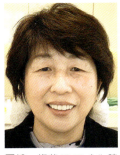

図12 術後デンタルX線写真とプロービングチャート。おおむね良好な結果が得られた。

図13 術後スマイル時顔貌。機能と口腔周囲筋の調和が見られる。

図14 術後顎機能検査チャート表。術前より改善を示した。

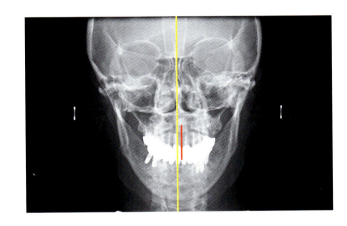

図15 術後PA。上顎骨の正中（赤線）は左側に位置しているが、頭蓋と下顎の正中（黄線）は一致している。

## おわりに

インプラント治療は欠損補綴の手段として大変有益であるが、生体との調和を図ることが非常に重要であり、適正な顎位で行わないと諸刃の剣となってしまう。

また、顎関節症を有する患者へのインプラント治療は顎位の変更や矯正治療をともなうことが多く、術前に決定したインプラント埋入ポジションが結果的に理想的な補綴形態とのズレを生じることがある。その場合、咬合様式と清掃性を考慮し、生体に調和した補綴装置を模索する必要がある。そして顎口腔系の機能は日々の生活の質を左右し、心身の健康に、さらには人生の満足度にまで影響を及ぼす[1]ということを肝に銘じて日々真剣に臨床に取り組みたいと思う。

### 参考文献

1. 小出 馨. 臨床機能咬合学. 咬合の7要素によるオクルージョンの臨床. 東京：医歯薬出版, 2009.
2. 下川公一. Dr.下川の咬合治療とその概念. 第1回 私の考える理想下顎位（咬合）の定義と咬合治療. the Quintessence 2015；34(7)：96-104.
3. Kilcoyne A. Dental occlusion problems are a major cause of headache. BMJ 2012；345：e6892.
4. Pjetursson BE, Tan K, Lang NP, Brägger U, Egger M, Zwahlen M. A systematic review of the survival and complication rates of fixed partial dentures (FPDs) after an observation period of at least 5 years. Clin Oral Implants Res 2004；15(6)：625-642.

# 会員発表

## インプラント治療における矯正学的分析を応用した咬合再構成

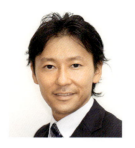

吉野宏幸　Hiroyuki Yoshino　（埼玉県開業）

1999年　広島大学歯学部卒業
2003年　東京医科歯科大学大学院(歯周病学分野)卒業
　　　　よしの歯科医院開業
2005年　吉野歯科医院開業
JIADS、日本臨床歯周病学会指導医、日本歯周病学会指導医

### はじめに

インプラントによる欠損修復治療は、歯列全体の咬合再構成の必要な症例が多く、補綴治療の段階でさまざまな点を考慮しなければならない。今回、インプラント治療の計画の中で、咬合平面および咬合高径の設定の基準の一つとしてセファロ分析を応用し、顎顔面の形態的特徴に調和するように咬合再構成を行った症例を供覧したい。

### 顎顔面の形態分析

図1は咬合再構成を行ううえで、筆者が考慮すべきと考える6つの項目である[1,2]。顎顔面の形態分析には3項目あり、今回の報告の中心となるテーマである。参考症例をもとに、この3項目について解説する。

### 上顎中切歯切縁の位置の決定

上顎中切歯切縁の位置は、アベレージスマイルでの露出量を参考にする。男性で2mm、女性で3mm位を目安にしている[3]。

患者は60歳、女性。初診時に切縁がまったく見えていなかったため2.5mmへ設定したところ、スマイルとの調和が取れなかった。そのため、1mmの露出に変更した(図2)。また、正中の傾きもチェックし、口唇とのバランスを考慮して上顎6前歯の位置を決定した[4]。

### フェイシャルパターン

咬合平面を調べる前にフェイシャルパターン(垂直的な骨格パターン)がどのタイプかを調べる。FH平面と下顎下縁平面のなす角度が34°以上の患者はドリコフェイシャルパター

咬合再構成で考慮する点

1. 適正な下顎位
2. 上顎中切歯切縁の位置の決定[2]
3. 咬合平面の設定　——————— 顎顔面の形態分析
4. 咬合高径の設定　———
5. 安定した咬合接触の確立
6. 顎運動に調和した適正な咬合面形態の確立

図1　咬合再構成を行ううえで、筆者が考慮すべきと考える6つの項目。

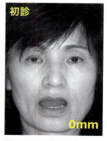
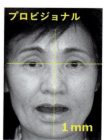

図2　参考症例における上顎中切歯の位置の決定。アベレージスマイルで3mmの露出になるように調整したところ、歯が出すぎたので1mmの露出に変更した。また、正中の傾きもチェックし、口唇とのバランスを考慮して上顎6前歯の位置を決定した。

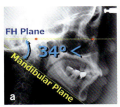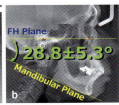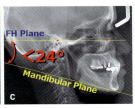

図3-a〜c 参考症例におけるフェイシャルパターン。FH平面と下顎下縁平面のなす角度が34°以上の患者はドリコフェイシャルパターン(**a**)、24°以下の患者がブラキオフェイシャルパターン(**c**)、その中間がメジオフェイシャルパターン(**b**)である。

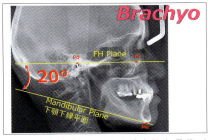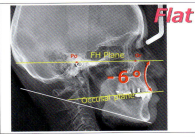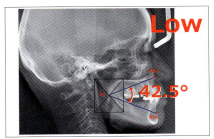

図4 参考症例における垂直的な骨格パターン。FH平面と下顎下縁平面のなす角度が20°なので、ブラキオ型と診断した。

図5 参考症例における咬合平面。FH平面と咬合平面との関係は、FH平面よりもマイナス6°とかなりフラットであった。

図6 参考症例における咬合高径。42.5°と低い値であった。

ン(以下、ドリコ型)、24°以下の患者がブラキオフェイシャルパターン(以下、ブラキオ型)、その中間がメジオフェイシャルパターン(以下、メジオ型)である(**図3**)。

この患者は20°なので、ブラキオ型と診断した(**図4**)。

## 咬合平面の設定

参考症例のFH平面と咬合平面との関係を見てみると、FH平面よりもマイナス6°とかなりフラットであった(**図5**)。

ブラキオ型はプラス7°以下、ドリコ型は15°以上、メジオ型は11°を目安にしている。一般的に、咬合器で咬合平面を約11°であるカンペル平面に設定すると、ドリコ型やブラキオ型の場合、それぞれの骨格の平均値からズレを生じるので、骨格パターンを把握しておくことは有益だと考える。

## 咬合高径の設定

顔面の計測値も参考にするが、ドリコ型でもブラキオ型でも一様に設定するため、それぞれの骨格の平均値から大きなズレをが生じる。そこで、咬合高径はロウワーフェイシャルハイトという青い2本の線のなす角度を参考の一つにする。参考症例では、フェイシャルパターンと同様に咬合高径も低い値であった(**図6**)。ブラキオ型は45°以下、ドリコ型は53°以上を目安にしている。

以上の点を考慮して取り組んだ、各骨格パターンの症例を提示したい。

## 症例供覧

### 症例1：メジオフェイシャルパターン

患者は59歳、男性。右上のブリッジの脱離を主訴に来院した(**図7**)。歯周病の進行にともなって、病的な歯の移動を起こしていた。アンテリアガイダンスは浅く、右の前歯に早期接触があった(**図8**)。

フェイシャルパターンはメジオ型で、咬合平面も咬合高径もメジオ型の平均値であった。ただし、上下前歯の突出度を計測すると、上下ともに大きく出ていた(**図9**)。前突を改善するためには小臼歯4本の抜歯矯正で、前歯を後方に牽引することが望ましいと診断したが、歯の保存を優先させてほしいとの患者の希望があり、抜歯は行わず|4に再生療法をした(**図10**)。遠心寄りにインプラントを埋入したのちに、そのインプラントもアンカーとして利用して臼歯をアップライトし、可能な範囲で前歯を後方へ牽引し前歯の被蓋関係を確立した。

天然歯周囲もインプラント周囲も垂直的なGBRや適切な歯周治療により骨の連続性が確立されている。術前の目標どお

### ■会員発表

#### 症例1：メジオフェイシャルパターン

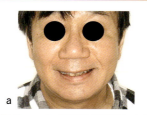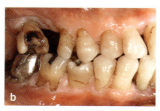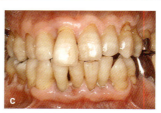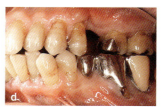

**図7-a〜d** 初診時の顔貌および口腔内。歯周病の進行にともない病的な歯の移動を起こしており、右の前歯に早期接触があった。また、アンテリアガイダンスが浅かった。

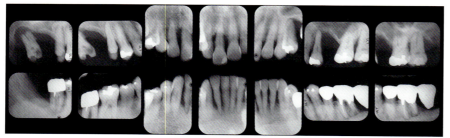

**図8** 同デンタルX線写真。大臼歯は多くの歯が保存不可能で、前歯や小臼歯にも保存の難しそうな歯がある。

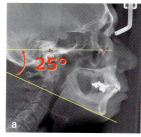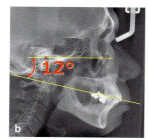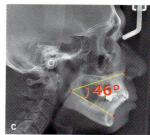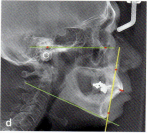

**図9-a〜d** 顎顔面の形態分析。フェイシャルパターンは、ブラキオ寄りだがメジオ型の平均値であった。咬合平面および咬合高径もメジオ型の平均値であった。したがって、咬合高径や咬合平面は、現状を維持する方針とした。前歯は上下とも大きく前に突出していた。

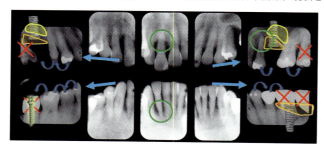

**図10** 治療計画。緑色の部位に再生療法を計画した。また、遠心寄りにインプラントを埋入したのちに、そのインプラントもアンカーとして利用して、臼歯のアップライトと前歯の後方への牽引を計画した。右側下顎には、矯正前にアンカースクリューを埋入する。

り、咬合平面や咬合高径を大きく変化させずに矯正することができ、均等な咬合接触が得られるようになった（**図11〜14**）。

#### 症例2：ドリコフェイシャルパターン

患者は50才の女性。できるだけ多くの歯を残してほしいという主訴で来院した（**図15**）。全顎に重度な骨吸収が認められた。臼歯部の支持がなくなり、上顎前歯が近心傾斜している典型的な臼歯部咬合崩壊症例であった（**図16**）。5 6|が保存不可能であり、5 4|もポケットは浅いが、付着が少ないので左右いずれかの咬合支持域がなくなると咬合崩壊がさらに進行してしまう。6|5にはおわん状の骨欠損が存在し、これらの骨欠損を歯周治療により改善させるとともに、加圧側である上顎のインプラントがこれらの天然歯を力によって崩壊させないように配慮すべきである。

非作業側での臼歯の干渉や作業側での大臼歯のガイドが認められ、仮にインプラントにより咬合支持が増えたとしても、

インプラント治療における矯正学的分析を応用した咬合再構成　吉野宏幸

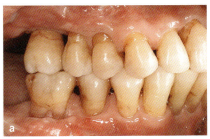
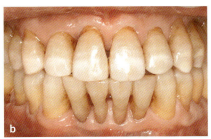
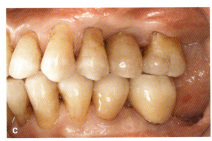

図11-a〜c　矯正治療が終了し、最終補綴装置装着後の口腔内。インプラント部と天然歯部の歯肉ラインは、垂直的なGBRにより調和している。術前の目標どおり、咬合平面や咬合高径を、大きく変化させずに矯正することができた。

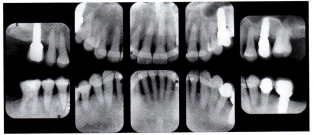
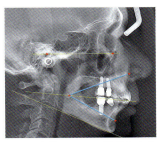
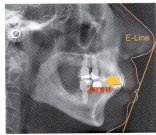

図12　術再生療法後3.5年のデンタルX線写真。天然歯周囲もインプラント周囲も骨の連続性が確立されている。

図13　方針どおり、術前と大きな変化はない。

図14　上下顎前歯は術前と比較すると2mm後方に牽引できた。

## 症例2：ドリコフェイシャルパターン

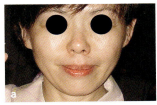
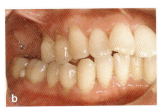
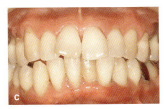
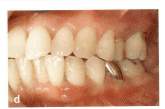

図15-a〜d　初診時の顔貌および口腔内。歯が病的移動を起こしており、側方運動時に臼歯部に干渉が認められた。

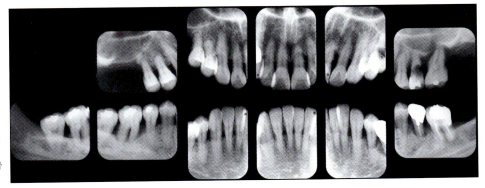

図16　同デンタルX線写真。親兄弟とともに50代で総義歯ということもあり、侵襲性歯周炎が疑われ、全顎的に骨吸収が認められた。

このままの咬合様式では残存歯の長期の予後は難しいと考え、矯正を計画に入れた。前歯がフレアアウトしている症例の改善には咬合を挙上し、上顎前歯を後方に牽引するイメージであったため、インプラントによる咬合挙上の後に残存している上顎前歯を後方に牽引しようと考えていた。

しかし、セファロ分析の結果、LFHが1SDを超えているので咬合挙上はすべきではないと判断した（図17〜19）。したがって、下顎前歯を圧下させ、そのスペースに前突傾向にある上顎前歯を後方に牽引することで、なるべく咬合高径を挙上させないように心がけた（図20）。セファロ分析をしていなければ、咬合高径が1SDを大きく超えたところまで挙上させてしまい、さらにドリコ傾向を強めてしまう可能性があった。

## 会員発表

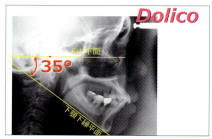
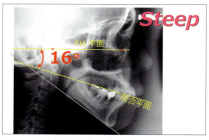
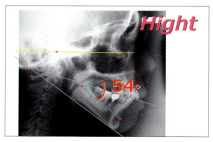

図17　写真での印象以上に、骨格パターンはドリコ型だった。

図18　咬合平面も急であった。

図19　咬合高径も高く、典型的なドリコ型であった。

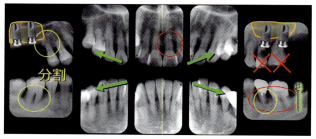
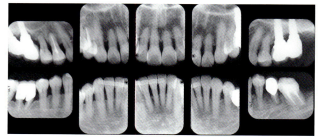

図20　治療計画。咬合高径が平均よりも高く、フレアリングの改善の際に、咬合の挙上はすべきではないと判断した。また咬合平面も、これ以上急にならないように矯正した。

図21　最終補綴装置装着後7年のデンタルX線写真。初診時には重度な骨吸収があったが、保存に迷った歯を再生療法などにより7年間安定した状態で維持できた。

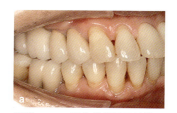
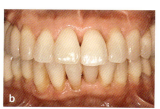
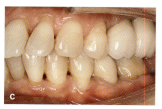
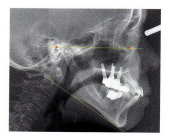

図22-a〜c　最終補綴装置装着後7年の口腔内。単に欠損にインプラント補綴したのではなく、適切な歯周治療を行い、顎顔面と咬合の調和を考えたうえで補綴治療したことで、7年間安定した結果が得られたと考える。

図23　骨格パターンや咬合平面にはほぼ変化がなく、咬合高径を下げることに成功した。

初診時には重度の骨吸収があったが、再生療法などにより7年間安定した状態に維持できた（図21〜23）。保存に迷った歯をここまで残せた要因は、適切な歯周治療の後に、顎顔面と咬合の調和を考えたうえで補綴治療したことが大きかったと考える。

### 症例3：ブラキオフェイシャルパターン

患者は60才の女性。食事がうまくできないとの主訴で来院した（図24）。側方運動時には非作業側でガイドしていた。また、咬合高径が低下し、前噛みになっていることが予想された。4」の破折も認められ、咬合崩壊が今後も進行していくことを患者も心配していた。

セファロ分析の結果1SDを超えたブレイキー型で、咬合高径も1SDを超えて低下していた。上顎臼歯の挺出もあり、咬合平面はかなりフラットである。インプラントにより咬合を確立した後に咬合挙上し、矯正治療により咬合平面も是正する計画を立案した（図25）。また、咬合平面を急にすることで、下顎位が後方に適応していくことも予測した。

臼歯部にインプラントによる咬合支持ができると下顎位は後方に移動した。さらに、咬合平面を矯正治療により急にすることで、前歯の被蓋が正常になるまで後方に適応した。咬合平面を理想値にはできなかったが、初診時に比べると8°急にすることができた。咬合高径もブレイキー型としては平均値内にまで挙上できた（図26）。

## 症例3：ブラキオフェイシャルパターン

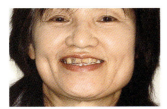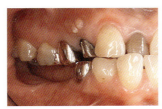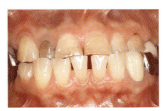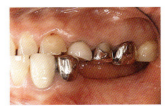

**図24-a〜d** 初診時の顔貌および口腔内。顔貌からも咬合崩壊を起こしていることが疑われる。

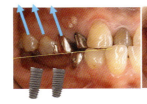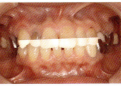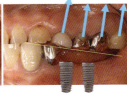

**図25** 治療計画。矯正による上顎犬歯の挺出と補綴による咬合平面の是正により、後ろ下がりになった咬合平面を時計回りに急にした。咬合平面が急になることで、下顎を後方へ時計回転させて、前歯の被蓋を確立することも予測した。

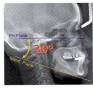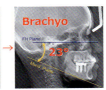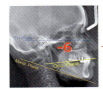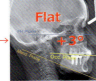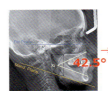

**図26-a〜c** 術前、術後の顎顔面の形態分析。骨格パターンは20°から23°になり、ブラキオ型の平均値に近づいた。咬合平面は、マイナスの角度だったものからプラス3°に改善された。咬合高径も、ローワーフェイシャルハイトで2.5°挙上された。

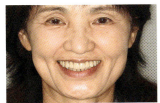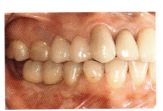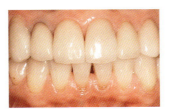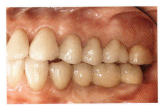

**図27-a〜d** 最終補綴装置装着後の顔貌および口腔内。下顎が後方にシフトして顎顔面と調和したことで、魅力的な表情に変わったことが顔貌からもわかる。

垂直的にも水平的にも大きく顎位が変化し、顔貌が変わったことを患者は喜んだ（**図27**）。長期に安定するよう今後も顎位の変化を見逃さぬよう努めたい。

## おわりに

フェイシャルパターンを把握することで、咬合が崩壊する前の状態を推測できるだけではなく、その骨格、歯列などをどのようにカバーして咬合再構成するのかを予測するための手助けになることがある。たとえば、症例1は骨格的に咬合挙上すべきではない症例だが、模型や口腔内を見ているだけであればその点に気づかずに治療していた。プロビジョナルレストレーションなどでの最終的なチェックの参考として、セファロ分析が有効な場合も多くあると考える。

### 参考文献

1. 佐分利清信. 顎顔面-包括歯科治療. JOURNAL of JIADS CLUB 2016；22(2)：2-31.
2. Spear FM, Kokich VG, Mathews DP. Interdisciplinary management of anterior dental esthetics. J Am Dent Assoc 2006；137(2)：160-169.
3. Vig RG, Brundo GC. The kinetics of anterior tooth display. J Prosthet Dent 1978；39(5)：502-504.
4. Kokich VO Jr, Kiyak HA, Shapiro PA. Comparing the perception of dentists and lay people to altered dental esthetics. J Esthet Dent 1999；11(6)：311-324.

# 会員発表

## 多数歯欠損に対しインプラントを用い咬合再構成を行った症例
―デジタルとアナログの相互補完を中心に―

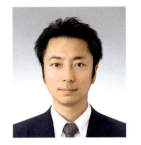

安藤壮吾　Shogo Ando　（愛知県開業）

2006年　朝日大学歯学部卒業
2012年　なみき通り歯科開業
JIPI、日本口腔インプラント学会、日本歯周病学会、日本臨床歯周病学会

### はじめに

　超高齢社会を迎えた日本において、平成28年歯科疾患実態調査では、8020達成者が全体の4割近い数字となっている。その反面、2割近い患者が無歯顎という歯科臨床における現実もあることから、今なお義歯の作製は歯科治療において重要である。多数歯欠損における欠損補綴の種類はさまざまあるが、義歯の沈下による顎堤の吸収などに代表される生物学的代償の抑制、咀嚼能力の回復や違和感の軽減など、インプラントを利用した補綴装置の優位性は非常に高い[1〜3]。

　しかしインプラントの埋入本数や位置についてはいまだ明確なプロトコールがあるわけではなく、しばしば議論の対象となる。2010〜2016年のシステマティックレビューを考察してみると、上顎は6本以上の固定式の補綴装置あるいは4本以上の可撤式補綴装置が推奨され、下顎は4本以上での固定式あるいは可撤式補綴装置が推奨されている[4〜7]。

### 咬合再構成におけるデジタルシミュレーション

　無歯顎や多数歯欠損の患者では、顔貌の回復や咬合平面、咬合高径、咀嚼機能の回復など、さまざまなことに配慮して治療計画を立案しなければならない。そこで筆者は、①咬合平面、②咬合高径、③適正な顎位、④アンテリアガイダンス、⑤安定した咬頭嵌合位による咬合再構成の5要素をもとに治療計画を立案している。

　しかしながら、治療計画の複雑化にともない、治療期間の長期化や資料採取の頻繁化など、術者側のみならず、患者自身への負担が大きかった。現在では、セファロ、CT、スタディ模型などのデジタルとアナログのマテリアルを融合し、デジタル上で補綴設計、顎位の補正、移動などを行い、そこからインプラントの最終的な埋入ポジションを逆算して決定することにより、治療期間の大幅な短縮や予測したゴールへの到達が可能となった。

　そこで今回、BioNa®（和田精密歯研）を用い、デジタルシミュレーションをもとにインプラントを利用した咬合再構成を行い、固定式と可撤式で補綴を行った2ケースを供覧し、デジタルとアナログの相互補完について検証してみたい。

### 症例供覧

#### 症例1

　患者は64歳の女性。主訴は下顎の前装冠脱離により、下顎の部分床義歯の装着が困難となり来院された。全身的な既往歴は特にはなく、既存の義歯に対するコンプレックスと不快感を訴えていた。治療計画としては、患者が義歯を希望しなかったことや、大幅なGBRを希望しなかったこともあり、上顎はサブストラクチャー付きの固定式。下顎は3￣|￣3を保存して臼歯部をインプラントブリッジとする治療計画で進めていくこととなった（図1）。

　咬合再構成の5要素をもとに、まずは平均値にてゴシックアーチを作製し、タッピングポイントが安定したところを最終的な咬合高径とし、その位置でCTを撮影し、BioNa®にてデジタルシミュレーションを行った。患者がGBRを希望しなかったことから既存骨にインプラントを埋入することを優先し、インプラントの埋入ポジションをデジタルセットアップ上で決定（図2、3）。上下顎ともに埋入手術を行い、3￣|￣3は歯冠長延長術により残存歯の保存を試みた（図4）。

## 症例 1（図1〜7）

**患者年齢および性別**：64歳、女性　　　　**主訴**：下顎の部分床義歯の装着が困難

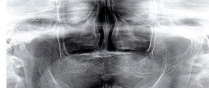
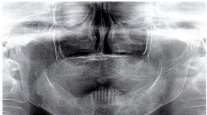
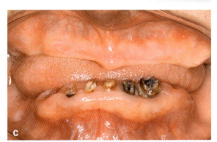

図1-a〜e　初診時の顔貌とパノラマX線および口腔内写真。補綴装置が脱落した下顎前歯部は重度のう蝕が認められる。顎堤は特に下顎で吸収が著しく、長らく適合の悪い義歯を装着していたことが予測される。治療計画は患者の強い希望もあり、残存歯の保存と母骨埋入を最優先とした。上顎は顎堤との対咬関係からも、高い確率でサブストラクチャーが必要になることが予測される。

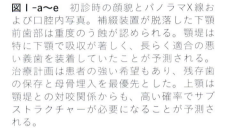
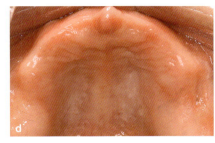
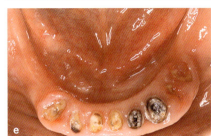

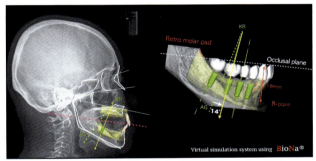

図2　デジタル上でCTとセファロと模型を融合し、AG（アンチゴニアルノッチ）とKR（キーリッジ）を結んだ直線から14°近心に傾斜させた角度が、天然歯の第一大臼歯の萌出角度と同等だと言われている。

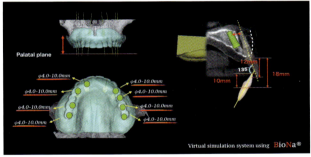

図3　上顎の前歯部を理想的なポジションに埋入しようとすると相当量のGBRが必要となることがシミュレーションできる。今回は患者の希望もあり既存骨を優先したが、将来IODへの移行も考慮して4、6相当部は極力平行に埋入する設計となっている。

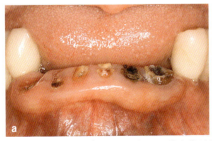
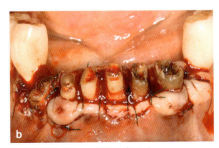
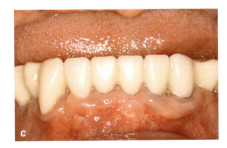

図4-a〜c　インプラントの埋入。残存歯は歯冠長延長術を行い、保存に努めた。

■ 会員発表

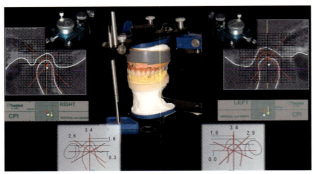

図5　CTにて計測した骨関節隙をリポジショニングアプライアンスにて補正していく。

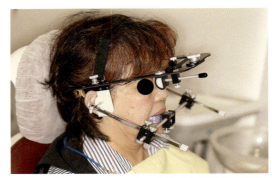

図6　矢状切歯路角の決定にあたり矢状前方顆路角の計測が必要となる。今回はアキシパスレコードを用い計測を行った。

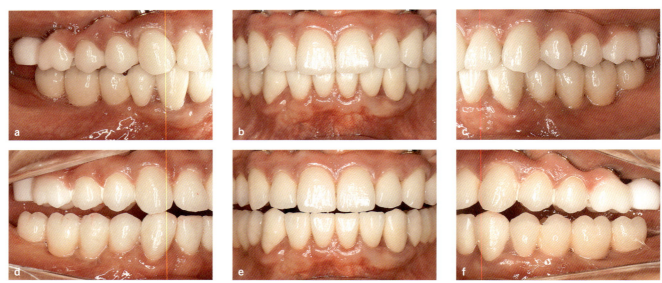

図7-a〜f　最終補綴装置装着時の口腔内写真。ミューチュアリープロテクテッドオクルージョンと安定した咬頭嵌合位を与えることにより補正した顎位や機能の安定を図る。審美的にも機能的にも満足のいく結果が得られた。また上顎のクラウンは修復を考慮して、単冠のセメント仮着にてサブストラクチャーと接着している。（製作者：Infinite Dental Laboratory 山北耕治氏）

その後、リポジショニングアプライアンスを用いて顎位の補正を行い（図5）、アキシパスレコードを用いてアンテリアガイダンスの決定（図6）を行ったのちに、プロビジョナルレストレーションにて咬合の安定を図り、最終補綴装置によりミューチュアリープロテクテッドオクルージョンの再現を行った。最終補綴装置装着後2年が経過しているが審美的にも機能的にも安定しており、満足のいく結果を得ることができた（図7）。

### 症例2

患者は64歳の女性。上下顎の義歯の不適合を主訴に来院。上顎には1歯残存の部分床義歯が装着されていたが、残存歯の脱落により装着が不可能となり義歯の新製を希望された。下顎は義歯が合わずに装着していないとのことだった。また、嘔吐反射の既往があり、義歯の口蓋を無口蓋にして欲しいとの希望もあった。治療計画は、患者は可撤性の補綴装置に対しては特に不満もなく、上顎は口蓋を無口蓋にする目的でインプラントオーバーデンチャー（IOD）、下顎は義歯の回転や沈下に抵抗するためにインプラント支持の可撤性部分床義歯（以下IARPD）とした（図8）。そして再び咬合再構成の5要素に則って治療を進めていった。

まずはアナログで機能印象を採得し、解剖学的ランドマークをもとにAB間距離38mmの平均値でゴシックアーチを計測し、タッピングポイントが安定したところを最終的な咬合高径とし（図9）、その位置でCT撮影用のテンプレートを作製し、再度デジタルシミュレーションに落とし込んでいった。

## 症例2（図8〜15）

**患者年齢および性別：** 64歳、女性　　　　**主訴：** 上下顎の義歯の不適合

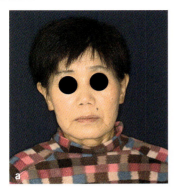
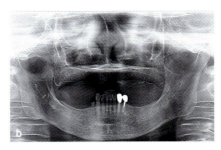
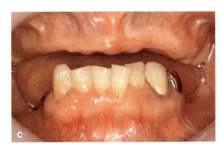
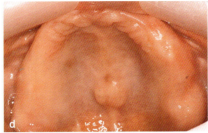
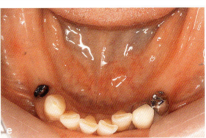

図8-a〜e　初診時の顔貌とパノラマX線および口腔内写真。長らく義歯の装着をされていなかったため顎堤の状態は問題ないが、義歯がないため最終的な顎位を決めるためのヒントがない。患者は義歯に対しての抵抗感はなかったためIODで補綴を行うこととした。

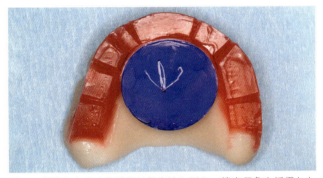

図9　基準となる咬合高径は従来法に則り、精密印象を採得した後にゴシックアーチを用いてタッピングポイントが安定したところを最終的な咬合高径とする。

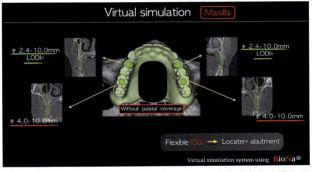

図10　上顎のデジタルシミュレーション。すべての条件を満たすポジションや角度にインプラントを埋入するのに、残存歯というヒントのない無歯顎ケースは困難を極める。これもデジタルの恩恵であろう。アタッチメントはフレキシブルなIODのため、ロケーターを選択した。

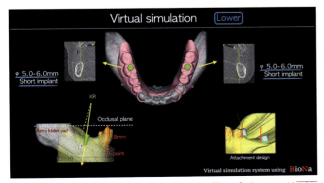

図11　下顎のデジタルシミュレーション。埋入ポジションは6|6相当部にAGとKRを基準にシミュレートした。アタッチメントは支持にのみ抵抗させ、近心斜面と直接維持装置のガイドプレーンを平行にし、着脱がスムーズに行えるような設計としている。

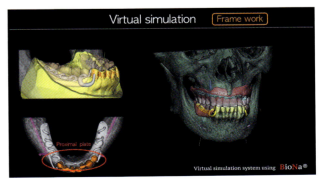

図12　フレームワークデザインもデジタルシミュレーションしたものをレーザーシンタリングで仕上げることにより、複雑かつ強固なフレームワークの製作が可能となる。

## 会員発表

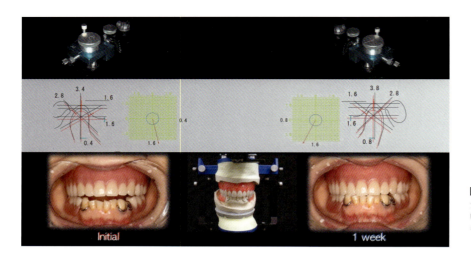

図13 骨関節隙を計測し、リポジショニングアプライアンスにて顎位の補正を行っていく。装着時は嵌合しなかったが、1週間もすると顎位が補正され、しっかりと嵌合しているのがわかる。

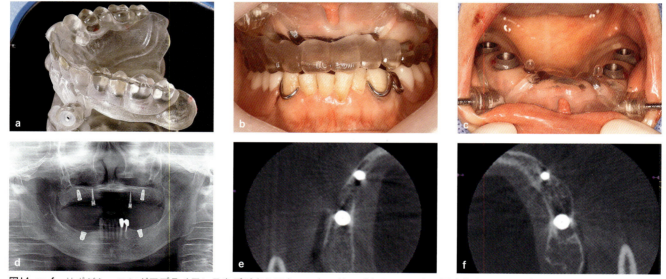

図14-a～f リポジショニングアプライアンスをデジタルスキャンし、サージカルステントに置き換えていく。歯列部を取り外すとそのままサージカルガイドとなる構造となっている(**a**)。手術時の口腔内写真と術後のパノラマX線写真およびCT像(**b～f**)からは、事前のシミュレーションどおりに正確にインプラントを埋入できたことが確認できる。

　上顎の埋入ポジションは4、6番相当部に、咬合平面に直交にそして4本を平行にインプラントが埋入できるようにデジタル上にてシミュレーションした(**図10**)。下顎に関してはフルクラムラインやバイオロジカルコストに考慮して6番相当部にインプラントを埋入し義歯を力学的に優位に保たせるため、IARPDとした(**図11**)。また、IODのフレームワークはアバットメント上部を完全に覆い、三次元的補強構造を有することが必須であり、支台歯に加わる回転力に抵抗するためプロキシマルプレートとする必要がある。そのため、今回はレーザーシンタリングを用いてフレームワークをデジタル上でデザインし、製作を行った(**図12**)。

　そして、リポジショニングアプライアンスで顎位を補正(**図13**)したのちに、アプライアンスをデジタル上でサージカルステントに置き換え、しっかりと機能圧をかけ、フラップレスで正確にインプラントを埋入することができた(**図14**)。最終補綴装置装着後、機能的にも審美的にも良好な結果を得ることができ、患者も義歯の安定という主訴に対しての答えを出せたことで満足されている(**図15**)。

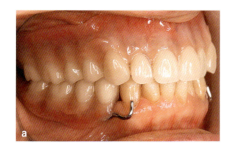
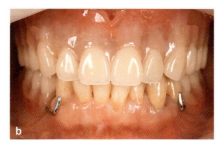
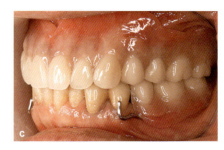
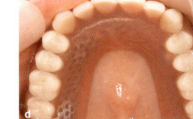
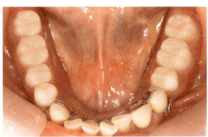

図15-a〜e　最終補綴装置装着後の口腔内写真。セミバランスドオクルージョンを与え、補正した顎位や機能の安定を図っていく。審美的にも機能的にも非常に満足のいく結果となった。（製作者：和田精密技研 黒川元宏氏）

## おわりに

　今回、異なる2種類の最終補綴装置を選択した症例を提示した。この2ケースで共通して難しかった点は、既存骨を最大限に生かしたインプラント埋入、リポジショニングアプライアンスを用いた顎位の補正、三次元的な補綴設計であった。しかしながら、デジタルシミュレーションを用いたことによりスムーズに治療が行えたのみならず、機能的、審美的にも患者満足度の高い治療結果に到達することができた。

　しかし、初診時の資料採取や最終的な補綴装置の調整など、必ず従来どおりのアナログ的な手法で行わなければならない局面がある。デジタルテクノロジーの進歩はすさまじいものがあるが、現時点においては、アナログで行うべきところとデジタルで行うべきところを明確に区分し、お互いの長所と短所を補い合うこと、すなわちデジタルとアナログの相互補完こそが重要である。

　インプラント治療は複雑な治療計画を有することが少なくない。だからこそ、デジタルの万能性のみを追求するのではなく、従来の手技を大切にし、精度の高いシミュレーションを正確な手技で行うことが必須であり、それこそがインプラント治療そのものの長期安定や、患者自身の利益につながっていくと考える。

### 謝辞

　最後に歯周病治療やインプラント治療、補綴治療においてご指導いただいている牧草一人先生、杉元敬弘先生、補綴装置を製作してくださった山北耕治先生、和田精密歯研の皆様にこの場を借りてお礼を申し上げたい。

### 参考文献

1. Crum RJ, Rooney GE Jr. Alveolar bone loss in overdentures: a 5-year study. J Prosthet Dent 1978；40(6)：610-613.
2. Kordatzis K, Wright PS, Meijer HJ. Posterior mandibular residual ridge resorption in patients with conventional dentures and implant overdentures. Int J Oral Maxillofac Implants 2003；18(3)：447-452.
3. Fontijn-Tekamp FA, Slagter AP, Van Der Bilt A, van't Hof MA, Witter DJ, Kalk W, Jansen JA. Biting and chewing in overdentures, full dentures, and natural dentitions. J Dent Res 2000；79(7)：1519-1524.
4. Kern JS, Kern T, Wolfart S, Heussen N. A systematic review and meta-analysis of removable and fixed implant-supported prostheses in edentulous jaws: post-loading implant loss. Clin Oral Implants Res 2016；27(2)：174-195.
5. Slot W, Raghoebar GM, Vissink A, Huddleston Slater JJ, Meijer HJ. A systematic review of implant-supported maxillary overdentures after a mean observation period of at least 1 year. J Clin Periodontol 2010；37(1)：98-110.
6. Raghoebar GM, Meijer HJ, Slot W, Slater JJ, Vissink A. A systematic review of implant-supported overdentures in the edentulous maxilla, compared to the mandible: how many implants? Eur J Oral Implantol 2014；7 Suppl 2：S191-201.
7. Takahashi T, Gonda T, Mizuno Y, Fujinami Y, Maeda Y. Influence of Palatal Coverage and Implant Distribution on Implant Strain in Maxillary Implant Overdentures. Int J Oral Maxillofac Implants 2016；31(5)：e136-142.

# 患者さんを「クレーマー」にしないための

## インプラント治療の 説明書と同意書の 作り方

［著］宗像 雄（弁護士）× 宗像源博（歯科医師）

治療にミスがなくても、十分な治療効果を上げていても、
患者の「誤解」によってトラブルが発生することがあります。
しかし完全に防止する策はありません。したがって、トラブルが発生した場合の
対処法を準備しておくことが重要です。この準備の1つが、
書面による患者への説明と患者からの同意です。

### 今お使いの「説明書・同意書」は、「トラブル」対策に有効ですか？

本書は、インプラント治療における7つの説明書・同意書の例や不適切な例を紹介した、インプラント専門医および医療専門の弁護士による「インフォームド・コンセント」の手引書です。歯科医師はもちろん、資料作成や説明を担うスタッフ向けにわかりやすく解説。「クレーム」を防ぐための書類作りのポイント等は、インプラント治療に限らず、その他の歯科治療においても応用が可能です。

質の高い医療を提供するためには、「クレーマー」対策はリスクマネジメントの1つとして不可欠と言われています。本書で患者トラブルに備えてみませんか？

●サイズ:A4判変型　●112ページ　●定価　本体6,000円（税別）

QUINTESSENCE PUBLISHING 日本

## クインテッセンス出版株式会社

〒113-0033　東京都文京区本郷3丁目2番6号　クイントハウスビル
TEL. 03-5842-2272（営業）　FAX. 03-5800-7592　https://www.quint-j.co.jp/　e-mail mb@quint-j.co.jp

# 正会員コンテスト

中村茂人 — Shigeru Nakamura

中川雅裕 — Masahiro Nakagawa

大多良俊光 — Toshimitsu Ootara

甲斐智之 — Satoshi Kai

# 正会員コンテスト

## MorphologyとFunctionに着目した
## インプラントポジショニングの再考

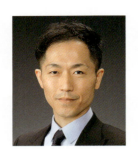

中村茂人　Shigeru Nakamura　（東京都開業）

2000年　日本大学松戸歯学部卒業
2002年　原田歯科クリニック勤務
2007年　土屋歯科クリニック&works勤務
2008年　デンタルクリニックアレーズ銀座院長
2009年　デンタルクリニックアレーズ銀座引き継ぎ開業
日本臨床歯科医学会会員／日本臨床歯周病学会会員／日本歯周病学会会員

### はじめに

千代田区ご開業の土屋賢司先生は講演のなかで、骨格のフェイシャルパターンに応じて、咬筋のベクトルを加味した咬合平面を目指すことの重要性を話されている。それらは、筒井らの論文[1]にも示されているとおり、下顎位の安定に影響を与えることが推察される。

また、生体の進化から歯の機能的な位置を考察すると、臼歯群と前歯群にそれぞれの意味合いが存在し、特に大臼歯は口蓋根が太く、歯根軸が咬合平面に対して垂直圧のかかる方向で、その軸は三次元的に中心に向かう。垂直圧がかかるということは表面積が広がるため力の分散が可能となる[2]（図1）。

筆者は、筋のデプログラミング（記憶圧痕の解除）を行ったリラックスした水平的下顎位のなかで、犬歯関係はM型ガイドのとれるⅠ級関係、咬合平面は力のベクトルに対して垂直圧がかかる設定、そして適正なオクルーザルコンタクトを付与することで、下顎位は安定しやすいと考えている。

一方で、インプラントを構造力学の観点から考察すると、垂直圧のかかるインプラントポジショニングの重要性が示唆される。近年、インプラント周囲炎とメカニカルストレスとの関係がささやかれるようになった[3]。また、動物実験においても、非軸方向荷重を与えたほうが垂直圧よりも骨のダイナミックな吸収性のリモデリングが生じたとも報告されている[4]。

これらも踏まえると、中間帯のネジの緩みは破折や微小漏洩など、さまざまなインプラント偶発症に影響を及ぼす可能性がある[5]。

ネジの緩みは、ボルトとナットに関する論文[6]に示されるとおり、ボルト軸力がかかった際に、予張力（ボルトを締め付けた力に対する金属の反発力）が一瞬低下し、それとともにボルトとナットの摩擦力も低下し、そこに軸直角方向荷重が加わり、それを長期的に繰り返すことで起きると示唆されている（図2）。つまり、垂直圧に加えて側方圧が繰り返し起こり続けると、徐々に緩みが生じるということである。

しかし、これらは十分なエビデンスが存在せず、すべては推測にしか過ぎないものの、患者の人生軸で捉えた際にリアクセスできる環境を考慮すると、生体のMorphologyを考えたインプラントのポジショニングは重要であるといえる。

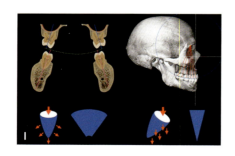

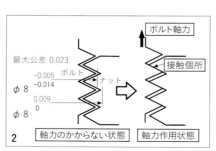

図1　人の生体は、それぞれの歯の形態や歯列、歯根軸方向に意味合いが存在し、力の応力が分散され、かつ咀嚼効率が向上するように進化してきたと考えられる。

図2　ボルトとナットのメカニズムを考えると、垂直圧がかかった際に予張力が低下し、そこに側方圧が加わることを経年的に繰り返すことで、緩んでくると考えられている。

## Morphologyを考えた全顎的なインプラント治療（図3～13）

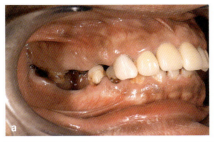
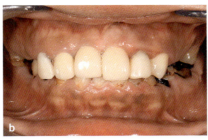
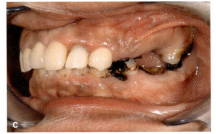
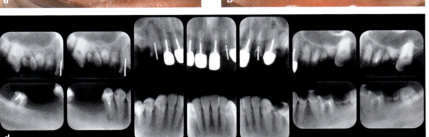
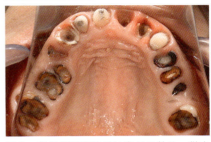

図3-a～d　初診時口腔内とデンタルX線写真。う蝕により、臼歯部は崩壊し、歯槽骨ごと挺出していた。上顎前歯部だけは何度か補綴をやり直している。

図4　前歯部補綴装置は容易に外れ、微小漏洩による歯肉縁下う蝕が顕著であった。バーティカルストップの喪失に加え、フェルールもないことが原因と考えられる。力のコントロールがなされなければ、インプラントでも問題をまねくことが推察される。

## 症例供覧

### 1．症例概要

患者は29歳の男性。全顎的なインプラント治療を希望して来院した（図3）。

前歯部にコンタクトロスはないが、臼歯が崩壊し、前歯部補綴装置を最後に作り変えていることを踏まえると、歯根軸はフレアアウトした位置に補綴装置を作製されている可能性が高かった。前歯部補綴装置は容易に外れ、微小漏洩からの歯肉縁下う蝕が顕著であった（図4）。また、大臼歯は歯冠崩壊を放置したためか、近心傾斜を認めた。開閉口はスムースで顎関節症状は認めないが、診査により下顎位が前方に偏位しているため、偶然コンプレッションが起きていないだけであることがわかった。

患者との十分な話し合いの結果、矯正治療は行わず、筋のリラックスした下顎位で、インプラントを用いた咬合再建を行うこととなった。

### 2．応急処置

まずは噛めるようにするため、応急的なテンポラリークラウンを全顎に装着し、診査を開始した。

この状態で上顎の正中は顔貌にほぼ一致しているのに対して、下顎の正中は左側に偏位し、左側の犬歯関係はⅡ級で、右側の犬歯関係はⅠ級であることを考えると、水平的な下顎位は、過去の筋のプログラミングが解除されておらず、左側後方に偏位している可能性が示唆された。また、上顎前歯部と臼歯部の歯頸線を診ると臼歯部は歯の挺出とともに、歯槽骨ごとの挺出が疑われた（図5）。

### 3．セファロ分析による顔貌の評価

筆者は、KaVo 3D examにて撮影されたCT画像を、専用ソフトinvivo5を用いてセファロ分析を行っている。ここでの注意事項は、図6に示すとおりである。

それらを踏まえた本症例は、テンポラリークラウンを噛んだ状態で、リケッツ分析におけるブラキオ傾向のメゾフェイシャルパターンの顔貌を呈している[7]。リケッツの評価項目は、既存の下顎位における評価であるため、オリジナルな状況を推測するべくゴニアルアングルを確認すると、こちらも同じくブラキオ傾向のメゾフェイシャルパターンであった（図7-a）。また、マクナマラマインに対してA点は正常値、下顎オトガイ部は、年齢を加味してもほぼライン上であり、この患者のオリジナルのフェイシャルパターンを考慮すると

# ■ 正会員コンテスト

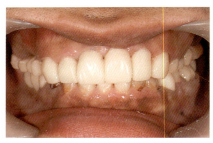

図5 応急的に噛めるように、テンポラリークラウンを装着した。上顎の正中は右側にズレ、それに対して下顎の正中は左側にある。犬歯関係は右側がⅠ級、左側がⅡ級で、この時点でも下顎位の偏位が左側に回転するように残っている可能性が高かった。

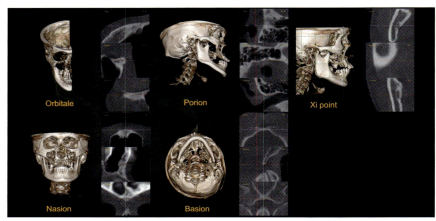

図6 CBCTによるセファロ分析を行う際に、造影作用のある材料を貼り付け、まずはICPでしっかり噛み締めて撮影した。それぞれのポイントの設定は、三次元的に細かく規格化することで、術前術後が規格的に比較できるようにする。

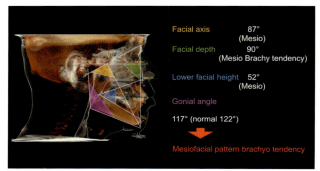

図7-a 簡易的な仮歯の状態でのリケッツ分析では、ブラキオ傾向のメゾフェイシャルパターンであった。リケッツの評価は既存の下顎位での評価であり、顎位の影響を受けないゴニアルアングルを計測すると、こちらも同じ結果であった。マクナマラライン に対して、A点は正常で、オトガイ部はほぼ正常かわずかに前方にある。下顎位の変化とともに、咬合高径がわずかに挙上されれば、クロックワイズドローテーションによりより良い位置に来る可能性がある。

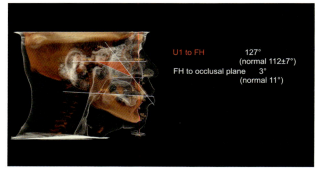

図7-b 歯冠崩壊とともに、前歯部は唇側に傾斜し、臼歯部は歯槽骨ごと挺出しつつ咬合平面がフラットになっていることが推測できる。

この状況は正常値または、わずかに下顎が前突した位置にあると考えられる[8]。

ここまでを考察すると、水平的な下顎位の改善とともに、咬合高径がわずかに挙上されれば、クロックワイズドローテーション（時計回転）にてオトガイ部は若干後退し、顔貌的にも良い位置に落ち着くことが推察される。いずれにせよ、下顎位の変化とともに、これらも変化してくると考えなければならない。

## 4．セファロ分析による問題点

この患者は出っ歯傾向が認められる。しかし、A点は正常範囲である。また、FH to U1は鈍角を呈している。このこ とは、問診も加味すると骨格的な問題ではなく、前歯がフレアアウトを起こし、歯根軸ごと出っ歯傾向となり、そこに補綴されていた可能性が疑われる。また、臼歯群は歯冠崩壊を放置したことにより歯槽骨ごと挺出し、前歯部フレアアウトも含め、それらにともない咬合平面は平均値よりもフラット傾向になっていることがわかった（図7-b）。

## 5．実際の治療の流れ

以上の考察のもとに、診断用ワックスアップの作製、ガイドステントおよびサージカルガイドの作製を行い、口腔内に治療計画を再現した。それぞれのストラテジーについては図説に示す（図8〜21）。

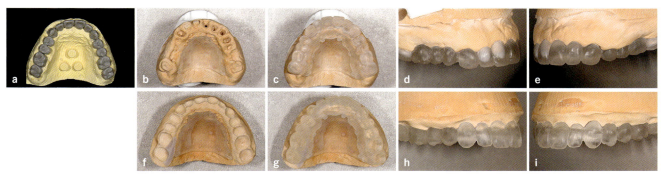

図8-a〜i　診断用ワックスアップから得られたラジオグラフィックガイド（Nobel Biocare）は、口蓋部と歯列部を取外しできるようにし、一つは抜歯前の歯列に嵌るように口腔内に装着してCT撮影する。もう一つは模型を理想的な歯頸ラインになるように削合のうえで作製し、単体で撮影する。ノーベルクリニシャン上では口蓋部の造影ポイントを一致させることで、目標の歯冠形態が術前のCT画像上に反映できるようにした。本症例では、咬合平面が急傾斜に角度補正されているため、挺出した臼歯群は歯冠長が足りないが、これらを理想的に是正したラジオグラフィックガイドでは歯冠長が模型上で改善された。

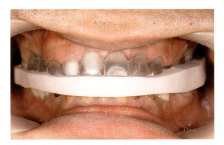

図9　図8の上列のラジオグラフィックガイドを口腔内で撮影。バイト材を咬ませ浮かないようにする。

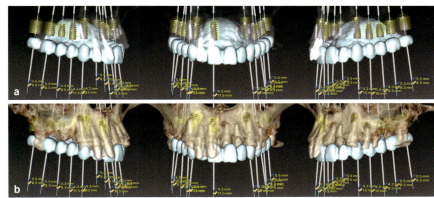

図10-a、b　a：ノーベルクリニシャン上でのプランニング。術後の咬合平面から垂直圧のかかる方向で、篩骨鶏冠相当部にできる限り軸方向が向かうように設定する。b：治療後の歯冠形態を現在の抜歯前の口腔内に反映すると、それぞれの治療計画がみえてくる。

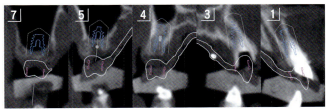
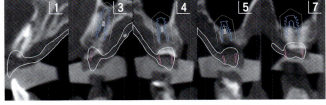

図11　各部位の治療計画。7|7部は6|6抜歯後治癒を待って行う。上顎洞の挙上と歯冠長延長のための骨整形が必要である。5|4 5部は上顎洞の挙上と歯冠長延長のための骨整形が必要。3 1|3部は初期固定が得られるため、抜歯即時埋入が可能。同時に唇側骨板は薄くGBRが必要である。|1は残存歯に根尖病巣を認める。感染にともなう裂開部も存在し、抜歯同時GBRを行い、ステージドアプローチでインプラントを埋入する。

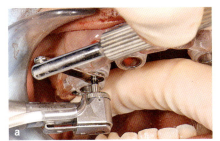
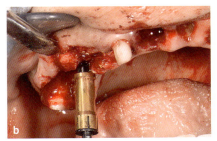
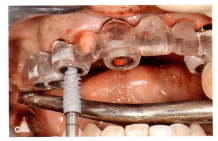

図12-a〜c　サイナスフロアエレベーションが必要な箇所は、画像上でもっとも距離が近い部位をコンピュータ上で計測しておき、ドリルなどの器材が突き出ないように注意し、補填材の圧力のみで挙上した。

## 正会員コンテスト

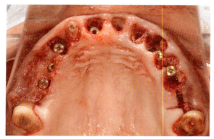
図13-a 抜歯即時埋入後、前歯部にはGBRを行い、臼歯部は骨整形を行った。

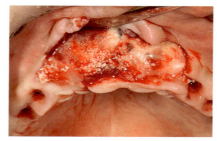
図13-b 前歯部骨造成後のメンブレン除去時。ガイド上で計測した骨整形量と骨造成量を具現化していった。

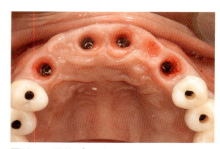
図13-c 最終プロビジョナルによるソフトティッシュスカルプティング。

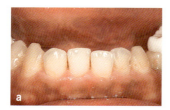
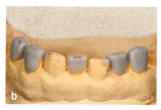
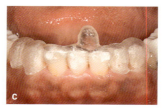
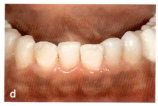
図14-a〜d 叢生のある下顎前歯部はワックスアップに準じてコンポジットレジンによるビルドアップを行い、プロビジョナルの代わりとした。

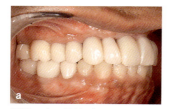
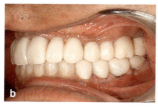
図15-a、b 最終プロビジョナルでは、犬歯関係が左右ともにⅠ級で、臼歯は1歯対2歯の関係が構築されている。

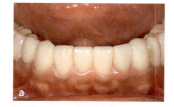
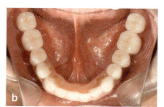
図16-a、b 下顎前歯部はラミネートベニア、下顎臼歯部はインプラント上部構造を先に装着した。

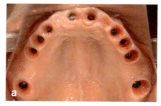
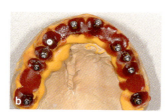
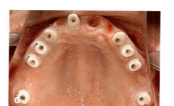
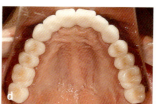
図17-a〜d プロビジョナルの歯肉縁下形態をカスタムインプレッションコーピングを用いて、アバットメントに移行し最終補綴装置を作製した。

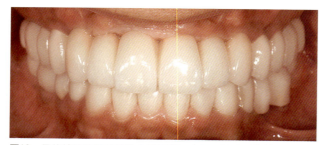
図18 最終補綴装置装着後の正面観。上下の正中が術前よりも良い方向に改善された。

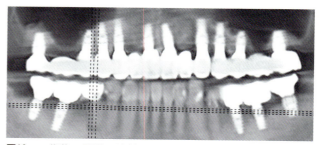
図19-a 術後のCT像。適性に上顎洞底部が挙上され、骨整形やGBRも術前のシミュレーションに準じて試行された。

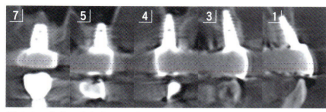
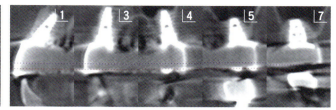

図19-b　術後の各部位のCT像。

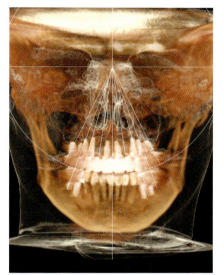

図20-a　咬合平面に対して考慮されたインプラントポジションは結果として、軸が中心方向に近づいた。

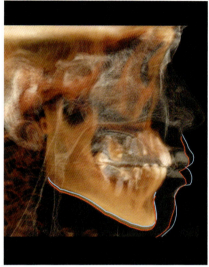

図20-b　術前(青)と術後(赤)の重ね合わせ。リップサポートが改善されたのに加え、わずかに咬合高径が挙上されたため、リップエンブレジャーの位置が変化した。咬合平面はスティープに是正された。

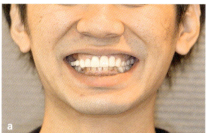
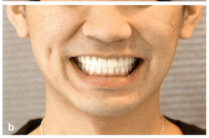

図21-a、b　術前の顔貌(a)と術後の顔貌(b)の比較。術前ではICPにおいて下顎位が前方にズレており、上唇挙筋に緊張が見られるが、術後では表情がリラックスしている[9]。

## おわりに

インプラント治療では、審美性、機能性、快適性など生体のMorphologyを考慮した治療計画が重要である。

本症例では、3Dセファロの活用により計画された診断用ワックスアップと、それらを具現化するガイドの併用で、患者満足が得られた。

インプラント治療は、一度骨とのインテグレーションが得られると、強固に機能させられる反面、もしやり返しとなった場合には、骨を削合しなければならない状況に遭遇することもあり、できるだけリアクセスしやすい環境を整える必要がある。歯根軸を考えたインプラントポジショニングを再現するには、事前の診査・診断と3Dセファロやガイドを利用し、試行錯誤することが重要であろう。本症例では、その考慮した部分を報告させていただいた。

### 参考文献

1. 筒井照子．Stomatologyの分類からとらえた口腔崩壊と治癒のパターンおよび補綴治療．In：古谷野 潔，山﨑長郎，前田芳信(監著)．咬合YEARBOOK2016．東京：クインテッセンス出版，2015；154-174．
2. 今井俊広，今井真弓．臨床咬合補綴治療．東京：クインテッセンス出版，2009．
3. Isidor F. Loss of osseointegration caused by occlusal load of oral implants. A clinical and radiographic study in monkeys. Clin Oral Implants Res 1996；7(2)：143-152.
4. Barbier L, Schepers E. Adaptive bone remodeling around oral implants under axial and nonaxial loading conditions in the dog mandible. Int J Oral Maxillofac Implants 1997；12(2)：215-223.
5. Goodacre CJ, Kan JY, Rungcharassaeng K. Clinical complications of osseointegrated implants. J Prosthet Dent 1999；81(5)：537-552.
6. Yasumasa Shoji, Toshiyuki Sawa. Analytical Research on Mechanism of Bolt Loosening Due to Lateral Loads. 2005 ASME Pressure Vessels and Piping Division Conference.
7. 根津 浩，永田賢司，吉田恭彦，菊地 誠．バイオプログレッシブ診断学．東京：ロッキーマウンテンモリタ，2007．
8. 土屋賢司．包括的治療戦略．東京：医歯薬出版，2010．
9. 中村茂人．EBMとNBMから考える三次元的下顎位 前編：下顎位安定のために必要な知識とその診断．the Quintessence 2016；35(10)：54-79．

# 正会員コンテスト

## 市井のGPでも実践可能な包括的治療におけるインプラントと天然歯の望ましい共存形態を考える

中川雅裕　Masahiro Nakagawa　（東京都開業）

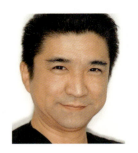

1992年　東京医科歯科大学卒業
1995年　医療法人中川歯科医院現理事長
日本顎咬合学会会員／日本口腔インプラント学会会員／日本歯周病学会会員／EAED affiliate member／AO Active member／5-D Japan ペリオインプラントコースインストラクター

### はじめに

われわれのクリニックに来院する何らかの主訴を持った患者の治療を行う場合、審美と機能という2つの要素を同時に満たす治療計画が必要となる。特に成人以降の患者では、歯周疾患に罹患、すなわち支持組織の喪失をともなっていることが多く、それ以外にも既存の不良修復物の存在、う蝕やエンド疾患、あるいは異常な摩耗などの複数の要素が絡み合い、問題をより複雑化していることが多い。

2018年7月に北海道・札幌で開催されたOJ年次ミーティングにおいて、天然歯とインプラントを共存させる口腔内に対しての診査・診断と基本的戦略および治療法についてプレゼンテーションを行ったので、その概要を本稿でお伝えしたい。

### 症例I：歯周組織再生療法を用いて垂直性骨欠損を改善した症例

歯周疾患あるいは歯列不正などにより歯頚ラインに乱れが生じている場合、われわれはどのような対応を考えるべきであろうか。

歯周組織には「生物学的幅径」という概念が存在し、原則的に歯槽骨の形態に応じて軟組織の形態が決まると考えられているが、図2のような骨形態の場合、軟組織は硬組織の形態に追従せず、深い歯周ポケット内の炎症により周囲組織の破

---

### 症例I：歯周組織再生療法を用いて垂直性骨欠損を改善した症例（図1～6）

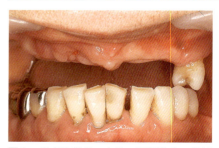

図1　患者は60代の女性。下顎前歯の動揺を主訴として来院した。軟組織の炎症と歯の病的な移動が認められる。

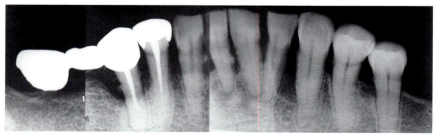

|  | 8 | 7 | 6 | 5 | 4 | 3 | 2 | 1 | 1 | 2 | 3 | 4 | 5 | 6 | 7 | 8 |
|---|---|---|---|---|---|---|---|---|---|---|---|---|---|---|---|---|
| 舌側 |  |  |  | 567 | 564 | 647 | 763 | 555 | 545 | 645 | 453 | 323 | 533 |  |  |  |
| 唇側 |  |  |  | 456 | 444 | 455 | 645 | 544 | 555 | 556 | 553 | 323 | 434 |  |  |  |
| 動揺 |  |  |  | 3 | 2 | 2 | 2 | 2 | 2 | 2 | 2 | 2 |  |  |  |  |
| 分岐部病変 |  |  |  |  |  |  |  |  |  |  |  |  |  |  |  |  |

図2　デンタルX線写真と歯周組織検査。歯肉縁下の歯石が多量に観察される。5|3には咬合由来と考えられる垂直性骨欠損が存在し、骨レベルの連続性が著しく損なわれている。

市井のGPでも実践可能な包括的治療におけるインプラントと天然歯の望ましい共存形態を考える　中川雅裕

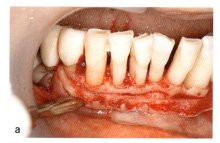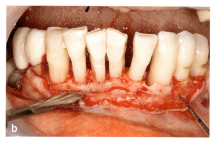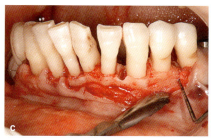

図3-a〜c　肉芽を掻爬し骨の状態を把握する。このケースでは3 2の骨レベルをベースとし、切除療法と再生療法を同時に行った。

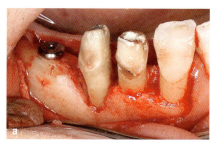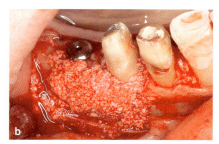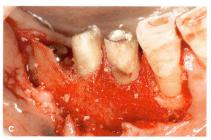

図4-a〜c　右側下顎臼歯部へのアプローチ。6部へのインプラント埋入と同時に5の再生療法を試みた。徹底した掻把を行い、根面にEMDを塗布、スペースメイクとして凍結乾燥同種骨（FDBA）を填入、補填材の安定のために吸収性メンブレンで被覆した。

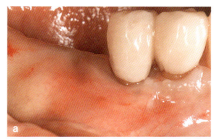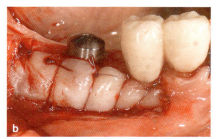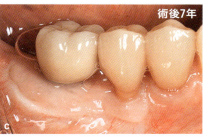

図5-a〜c　インプラント二次手術の際、不足した角化歯肉を補うために遊離歯肉移植術を行った。術後7年経過時、角化歯肉は安定している。

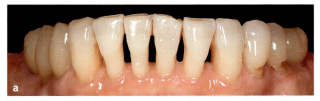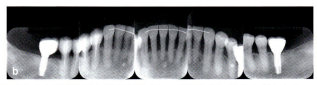

図6-a、b　術後7年の口腔内とデンタルX線写真。術前に観察された5⏌3の大きな垂直性骨欠損は改善され、安定していることがわかる。

壊が継続することは少なくない。

　対策としては、切除療法あるいは再生療法などを用いて骨レベルに一定の連続性を持たせることが推奨される（図3、4）。同時に周囲組織を構成するもう一つの要素、軟組織についても一定の理解を示す必要があり、筆者は患者の理解力と協力度、およびその必要性に応じて軟組織の移植による周囲組織の環境整備を積極的に行うことを是としている（図5）。

　なお本症例では、再生療法後に下顎前歯の部分矯正を行っているが、7年経過時点では再生された歯周組織も含め安定した状態が継続している。これはアタッチメントレベルの改善により清掃性の高い歯周組織が獲得されたことと、移植により清掃しやすく抵抗力のある軟組織の質と量を担保したことで"炎症のコントロール"が達成されたと同時に、部分矯正により適切な咬合付与が可能となったことで"力のコントロール"が達成されたためと考えられる（図6）。

■ 正会員コンテスト

### 症例2：歯周組織再生療法とインプラントを用いて咬合再構成を行った症例（図7〜16）

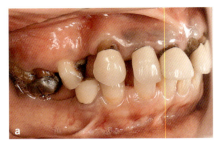
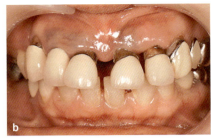
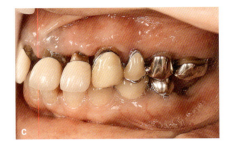
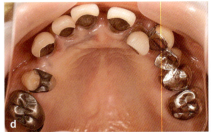
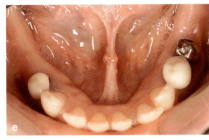

図7-a〜e　初診時の状態。清掃状態は比較的良好であるが、骨吸収が著しい上顎4前歯には大きな動揺が見られる。臼歯部欠損による咬合低下も推測される。

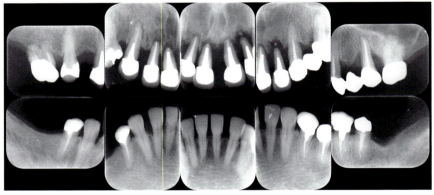

図8　同、デンタルX線写真。支持組織を失っている6|、2+2はホープレスとした。|5にも幅の広い垂直性骨欠損が存在する。

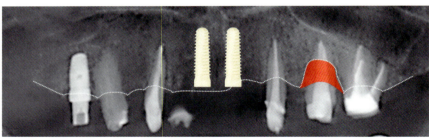

図9　上顎の治療計画。|5の骨欠損は幅が広いため再生療法の予知性は高くないことが予想された。前歯部へのインプラントは1|1部への埋入を予定した。

### 症例2：歯周組織再生療法とインプラントを用いて咬合再構成を行った症例

患者は48歳、女性。前歯部の動揺と審美性の改善を主訴として来院した。その他にも、臼歯部へのインプラントによる治療や下顎前歯部の審美性の改善を希望した（図7）。

長期にわたって欠損が放置されていた症例では、全顎的対応になることが多い。この症例では仮の治療顎位としてCRポジションを選択し、1stプロビジョナルにて経過を見ていくこととした。歯周病の程度としては大きく影響を受けている部分とそうでないところがはっきりと分かれており、比較

114

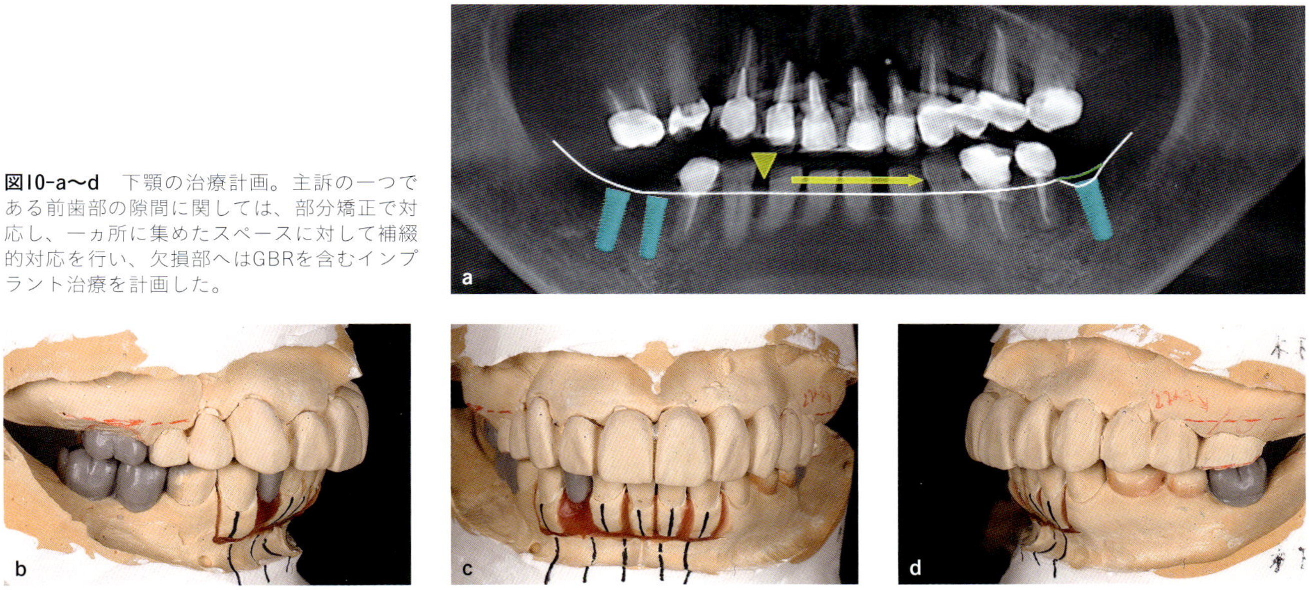

市井のGPでも実践可能な包括的治療におけるインプラントと天然歯の望ましい共存形態を考える　中川雅裕

**図10-a～d**　下顎の治療計画。主訴の一つである前歯部の隙間に関しては、部分矯正で対応し、一ヵ所に集めたスペースに対して補綴的対応を行い、欠損部へはGBRを含むインプラント治療を計画した。

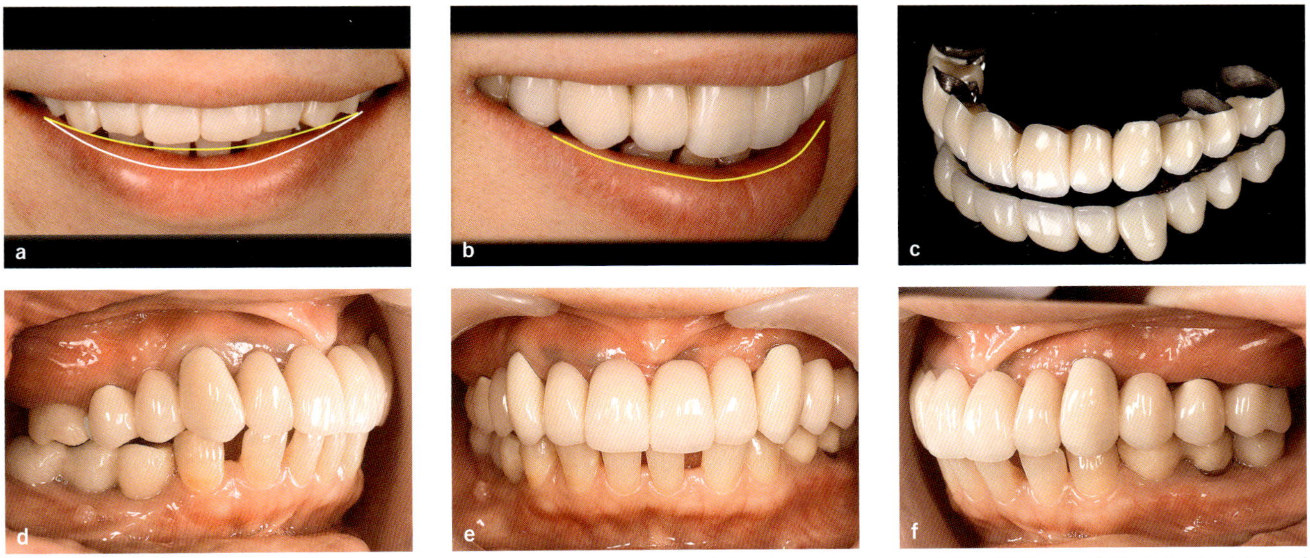

**図11-a～f**　顔貌と口唇を参考に上顎前歯インサイザルエッジポジションを決定した。そして、咬合平面に配慮し、上顎に対してセカンドプロビジョナルとしてフルアーチのレジン前装ブリッジを装着した。これにより術中の破損・摩耗などに対応する手間がかからなくなることは大きなメリットと考えている。

的決断がしやすいケースではあった（**図8**）。対応が難しいと考えた⎿5については歯を保存したいという患者の強い希望もあり、歯周組織再生療法による状況改善にトライすることとした（**図9**）。下顎に関してはインプラントによる欠損補綴および部分矯正と補綴による審美的改善を含む治療計画とし

た（**図10**）。

　治療が長期にわたるため、下顎臼歯部インプラントによるサポートを確立後、上顎にメタルベースの2ndプロビジョナルを装着した（**図11、12**）。

## 正会員コンテスト

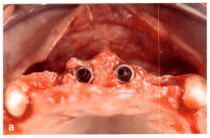
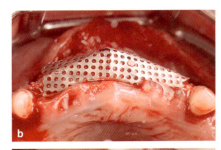
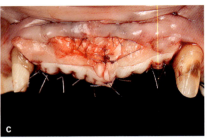
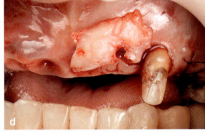

**図12-a～d** 上顎前歯部における対応。大きな水平的骨造成が必要となるため、埋入と同時にチタンメッシュを用いたGBRを行った。その後、メッシュ除去と結合組織の移植を行い、軟組織の審美性向上と長期的安定に対応した。

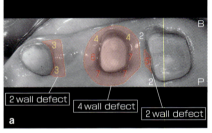
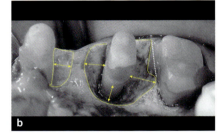
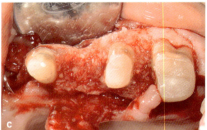
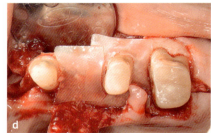

**図13-a～d** 上顎左側。幅が広い骨欠損における再生療法は予知性が低いといわれているが、症例Ⅰと同様の手法と材料で組織再生を試みた。その後、さらなるアタッチメントレベル改善のための矯正的挺出も併せて行った。

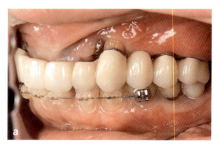
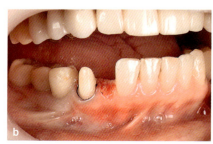
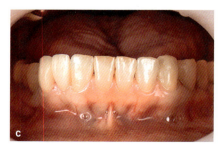

**図14-a～c** 下顎前歯。矯正によりスペースを3|近心に集め、3|単独支台のカンチレバーブリッジとして補綴的対応を行った。3|がインタクトであれば舌側を接着面とした接着ブリッジを用いるが、ブラキシズムによる咬耗の機能的回復を目的としてフルカバレッジとした。

116

市井のGPでも実践可能な包括的治療におけるインプラントと天然歯の望ましい共存形態を考える　中川雅裕

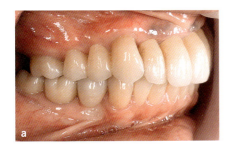
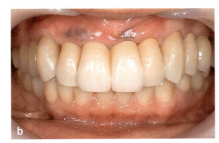
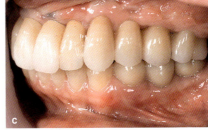
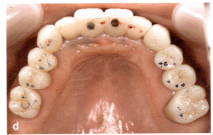
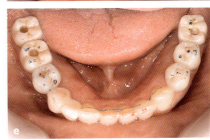

図15-a〜e　最終補綴装置装着。機能的審美的に患者の満足する結果が得られた。

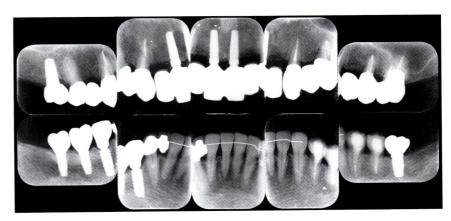

図16　術後1年デンタル画像。再生療法やGBRなどの骨造成を行った上顎前歯部〜左側臼歯部、|6インプラント部の硬組織は安定して連続性が保たれている。

## おわりに

本稿では天然歯に対して歯周組織再生療法と部分矯正を、臼歯部欠損に対してはインプラントを用いて咬合サポートを確立し、天然歯の負担を減らすことで良好な結果を得たケースを解説した。両症例ともに歯周病治療という"炎症のコントロール"だけでなく、全体の咬合状態（臼歯部サポート・前歯部ガイドおよび顎位）を適切にすることで歯やインプラントに対する"力のコントロール"が可能となり、良好な結果が得られたと考えている。

近年ではインプラントの信頼性の向上と適応症の拡大にともない、予知性の低い歯に対する戦略に悩むことも少なくない。本稿では再生療法が功を奏した症例を解説したが、適切な適応症の選択とプロトコルで臨んだとしてもすべての場合に良好な結果が得られるとは限らず、ともすれば短期的にはインプラントのほうが簡単ではないかと思う時すらある。

そこで、歯の保存を試みるのか、あるいは抜去するのかの判断基準として科学的根拠（Scientific Evidence）が重要であることは間違いがないが、それと同時に患者の希望や患者を取り巻く環境などのNarrative Factorにも重きを置くことが重要だと考えている。たとえば症例2の上顎左側は、最初から|5の抜歯と|4 5へのインプラント埋入を行ったほうがシンプルだったと考えるが、実際には判断が難しいところである。

インプラントにはさまざまな利点があるが、このような症例においては、患者の「天然歯を保存して欲しい」という希望に対する回答として、天然歯の負担を軽減する意味でのインプラント治療が存在していると私は考えている。

# 正会員コンテスト

## 前歯部インプラント治療の難易度を変えるアプローチ

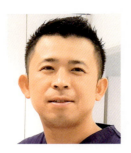

大多良俊光　Toshimitsu Ootara　（東京都開業）

2004年　長崎大学歯学部卒業
2008年　青山通り表参道歯科クリニック開業
from NAGASAKI、日本デジタル歯科学会、OJ理事

### はじめに

　人は歯を喪失すると必ず骨の形態変化を生じる。LekholmとZarbによる抜歯後の骨形態の分類[1])を持ち出すまでもなく、それはインプラント治療を行ううえで不利な方向へと変化する。先人たちは、必要がある場合に骨造成やリッジプリザベーション、ベニアグラフト、サイナスリフトなどを併用し、時には高いリスクを認識しながらインプラント治療を行ってきた。その際に、感染や技術的な熟練不足などで失敗を経験してきた臨床家も多いのではないだろうか。

　そこで、本稿では先天性欠如などの特殊な場合を除いて、インプラントに至る前には必ず抜歯する過程があることに着目し、よりリスクの低い、技術的にもやさしい対応について述べてみたい。

### 症例Ⅰ

　患者は26歳女性。③2①ブリッジで、「家の近くの歯医者さんで抜かないといけないと言われた」とインプラント治療を希望して来院した。1|に縦破折がみられ保存不可能と診断。患者と相談し、予算的な都合でインプラントを1本埋入することに決定した（図Ⅰ-a〜c）。

　近心カンチレバーでの補綴設計とし、2|にインプラントを埋入する計画とした。インプラントに関する知識や経験、技術が乏しい時期で治療計画および技術的に問題の多い時代のインプラント治療であった。インプラント埋入ポジションも唇側に寄りすぎており、また自身の未熟さに無自覚でCTG（結合組織移植）を施術した。これにより、組織の瘢痕化、また3|の付着の喪失などをまねいてしまった（図Ⅰ-d）。

　このような外科処置の際に、失敗した多くの先生はその恥ずかしさからメンターや先輩に言えず、自分や友人たちと考えた解決方法を行い、さらに状況の悪化をまねくことがある。そして、最終的には自分の手に負えなくなり、誰にも言えなくなり、当然患者は不幸になるという負のスパイラルに陥る。

　本ケースは、最終的には外科医に手術を依頼し（図Ⅰ-e）最終補綴装置装着が完了した。しかしながら、数度の手術により3|の抜歯を余儀なくされ、患者には多大な迷惑をかけてしまった。

### 前歯部欠損部の骨分類

　前歯部の骨欠損分類で有名なBuserの分類[2])を鑑み、審美的なインプラント治療において考慮すべき要素を表Ⅰに示す。

　仮に抜歯予定歯だが、まだ歯が存在している状態を「Class 0」とする。抜歯窩の生物学的変化について考えてみると、抜歯後は必ず骨吸収を生じてしまう。前歯部領域でClass 0の時に、どのような処置を施すかによってインプラント治療の難易度やリスクが変わっていくため、「大多良の分類」としてアプローチの仕方をA〜Eにタイプ分けを試みた（図2）。

　この分類に沿って治療を進めた症例を供覧してみたい。「Class 0'B」の症例では、1|が縦破折により、保存不可な状態なのでTarnowらのアイスクリームコーンテクニック[3])を用い、唇側に吸収性メンブレンを設置し、ギャップに骨補填材を填入しインプラント治療を行った（図3）。また、「Class 0'C」の症例では、埋入と同時にチタン強化膜でGBRを併用しインプラント治療を行った（図4）。そして「Class 0'D」の症例ではCTGおよび他家骨移植を用いてリッジプリザベーションを行った（図5）。

# 症例1：インプラント埋入ポジションを誤り、リカバリーが困難となった症例（図1）

**患者年齢および性別**：26歳、女性　　　　　**主訴**：何とか前歯を保存したい

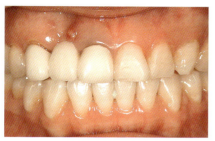
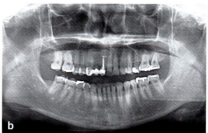

図1-a　初診時の正面観。唇側にフィステルが出現している。

図1-b、c　初診時のパノラマおよびデンタルX線写真。患者は20代の女性で会社員。他院で保存不可といわれ、当院を訪れた。

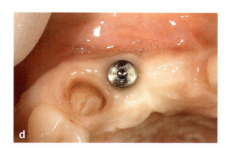
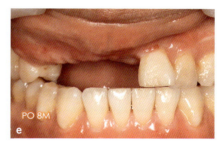

図1-d　インプラント埋入後の咬合面観。インプラントポジションが唇側寄りになりすぎている。

図1-e　外科医に骨造成を依頼し、リカバリーした直後の状態。

表1　前歯部インプラント治療で考慮すべき要素[2]

① 患者の年齢
② 患者の審美的要求
③ 歯槽骨の保存状態や感染の有無
④ 軟組織の質やボリューム（バイオタイプ）
⑤ インプラント埋入ポジション
⑥ インプラント上部構造の補綴設計
⑦ アバットメントのデザインと交換のタイミング
⑧ 辺縁骨吸収

**大多良の分類**
Class 0：
- Class 0'A　唇側束状骨に損傷もなく、抜歯即時が容易なケース（with CTG）
- Class 0'B　初期固定を得られる骨が3mm以上あるが、唇側束状骨がV字状に欠損しているケース
- Class 0'C　初期固定もとりづらく、インプラントを埋入する唇舌側の幅がないケース（GBR）
- Class 0'D　唇側束状骨のみならず口蓋側にも骨欠損がある場合、ソケットプリザベーション
- Class 0'E　フラップを形成しなければ感染物質を完全に除去することが困難な場合、抜歯をして、そのまま治癒を待つ

図2　大多良の分類であるClass 0の骨分類。Class 0は、その後の処置の方法で審美獲得の難易度が大きく変わる。

特に前歯部領域で審美的結果を獲得するためには、抜歯時の骨や粘膜への対応が重要である。臼歯部におけるインプラント治療では、上顎であれば上顎洞、下顎であれば下顎管に注意する必要があるが、現在ショートインプラントや角度付きのアバットメントなども数多く開発されてきているので、機能性および永続性も獲得しやすい時代に突入したといえる。

一方、前歯部領域におけるインプラント治療では、唇側の骨および粘膜の減少が生じやすく、それに対しては待時埋入に加え、骨造成で対応してきた。しかしながら、近年は抜歯と同時にメンブレンや骨補填材を用いることにより、骨や粘膜の減少を抑えられることがわかってきた[4]。これらの手法を用いたのが症例2（図6）である。

## Class 0 'Bの治療（図３）

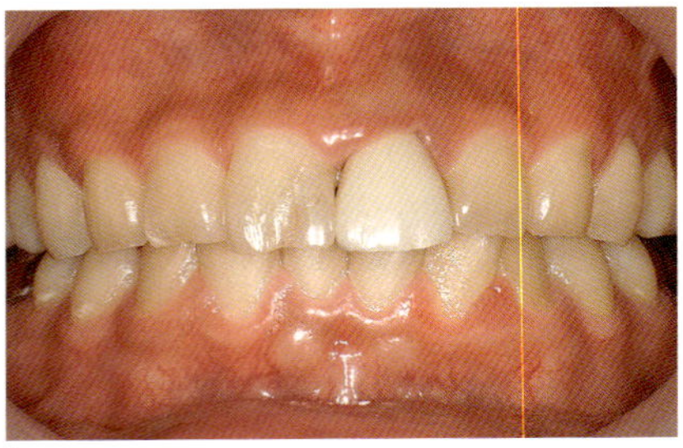

**図３-a**　⌊1が他院で保存不可といわれ、紹介で当院に来院。

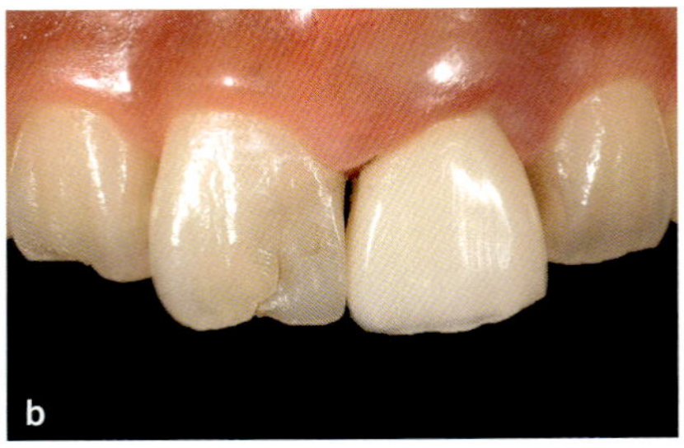

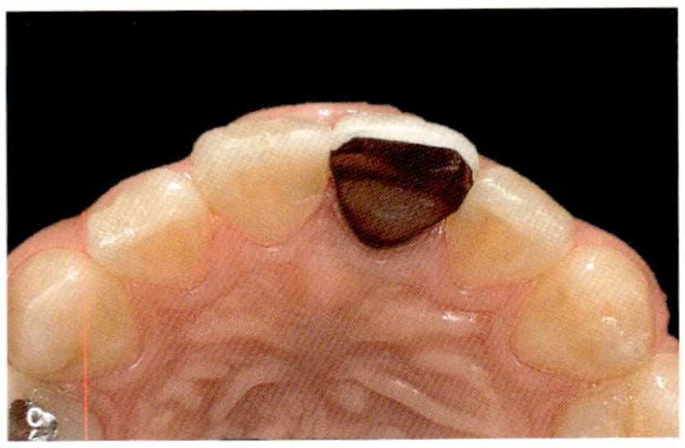

**図３-b、c**　初診時の正面観と口蓋側面観。不良な補綴装置が装着されていた。

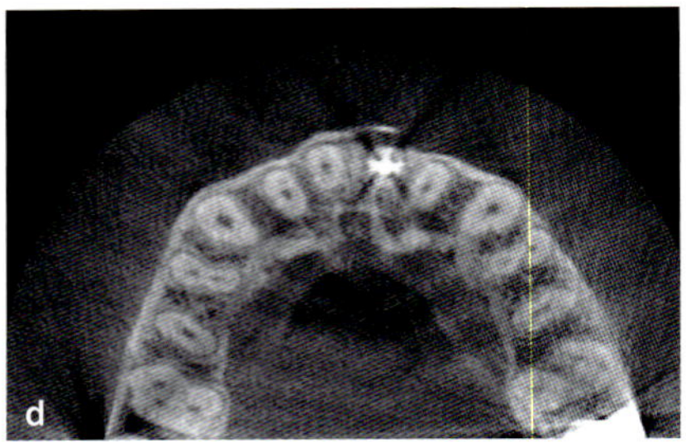

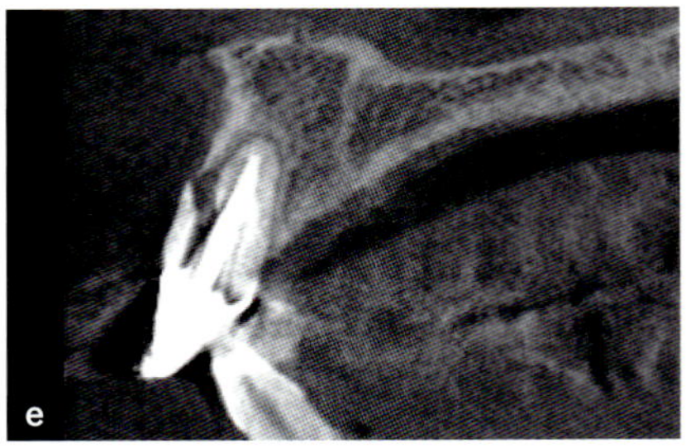

**図３-d、e**　初診時のCT画像。初期固定を得られる骨は３mm以上あるが、唇側束状骨がＶ字状に欠損していることが認められる。

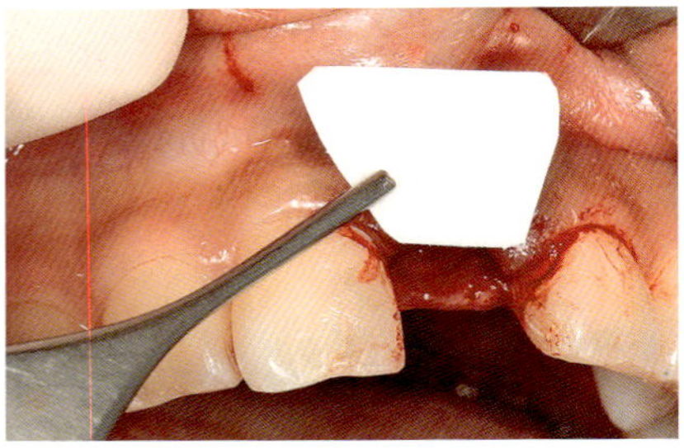

**図３-f**　Tarnowらが提唱するアイスクリームコーンテクニック[3)]を用いてインプラントを埋入。

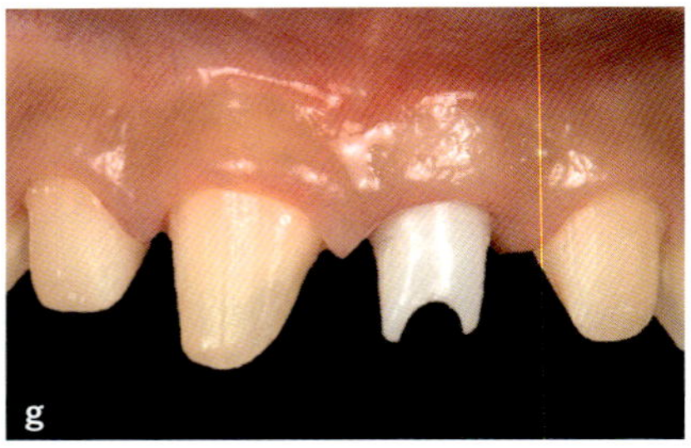

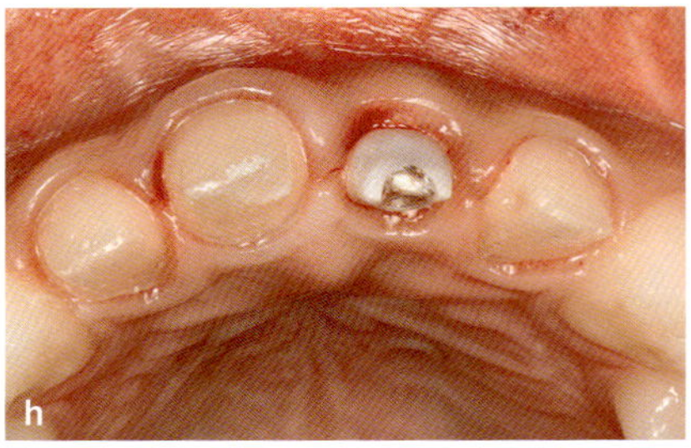

**図３-g、h**　最終印象前の口腔内写真。アバットメントはチタンベースの上部にジルコニアのハイブリッドを使用している。

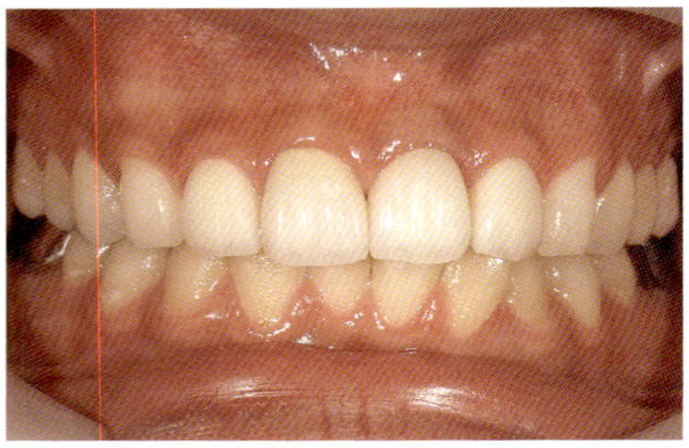

**図３-i**　術後の正面観写真。審美的な改善が達成された。

## Class 0 'Cの治療（図４）

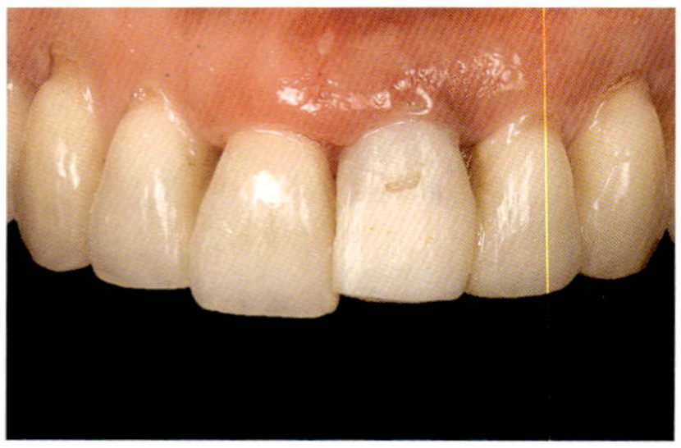

**図４-a**　初診時の口腔内。矯正医からの紹介で⌊1にインプラント治療を行ってほしいと来院。

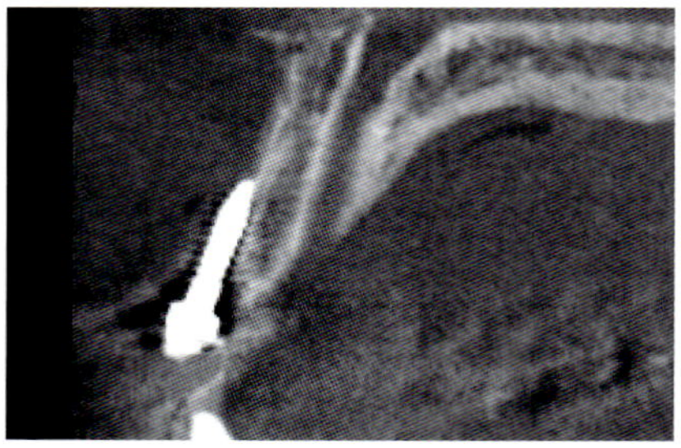

**図４-b**　初診時のCT画像。初期固定もとりづらく、インプラントを埋入する唇口蓋側の幅がない。

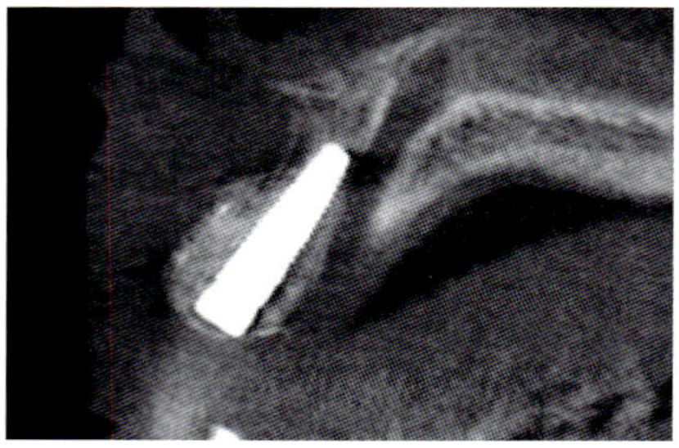

**図４-c**　インプラント埋入と同時に形態保持と足場のために骨補填材を設置し、チタン強化膜でGBRを行った。

## Class 0 'Dの治療（図5）

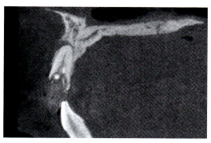

図5-a 初診時のCT画像。唇側束状骨のみならず、口蓋側にも骨欠損が認められる。

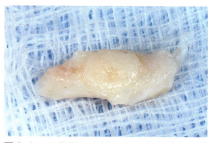

図5-b 口蓋側から採取した上皮付きの結合組織。従来法より血液供給が豊潤である。

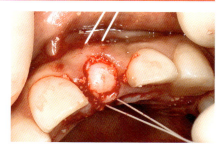

図5-c 唇側・口蓋側にポケットを形成し、動かないように結合組織を設置。

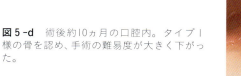

図5-d 術後約10ヵ月の口腔内。タイプI様の骨を認め、手術の難易度が大きく下がった。

図5-e 同CT画像。CTからも骨の形成が確認できる。

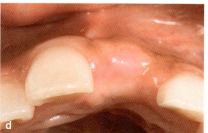

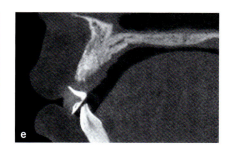

## 症例2：分類に従って適切に治療した症例（図6-a～o）

**患者年齢および性別**：20代、女性　　　　**主訴**：1̲が痛い

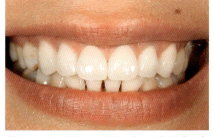

図6-a 初診時の正面観。1̲の違和感を主訴に来院した。

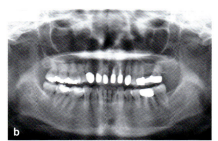

図6-b、c 初診時のパノラマおよびデンタルX線。1̲は保存不可と診断した。

### 症例2

患者は前歯部に疼痛を抱える20代の女性。診査・診断を進めると、唇側、口蓋側ともに骨欠損を認め、要抜歯と診断した。この際の処置としては、（1）抜歯をして十分な期間待った後にGBRなどを用いてインプラント埋入、（2）抜歯と同時にGBRを併用し、インプラント埋入、（3）抜歯後、リッジプリザベーションなど、色々なアプローチが考えられた。

いずれの方法にもメリットとデメリットがあり、術者の知識および技術的なレベルで術式を選択することになる。筆者は以前、抜歯と同時の埋入に加えGBRを行う手法を選択していたが、感染のリスクや組織壊死、組織の瘢痕治癒による審美障害などを経験してきた。そのため近年では、期間が許せばリッジプリザベーションを行ってからインプラントを埋入するようにしている。理由としては、手技の難度を下げることができ、場合によってはGBRなどのアドバンスなテクニッ

### 正会員コンテスト

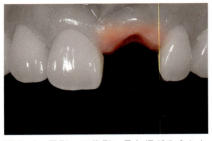
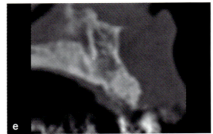
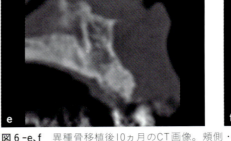

**図6-d** 唇側・口蓋側に骨欠損がみられたため、他家骨を移植してリッジプリザベーションを行った。

**図6-e、f** 異種骨移植後10ヵ月のCT画像。頬側・口蓋側にClass I 様の骨が確認でき、容易にインプラント埋入を行うことができる状態となった。

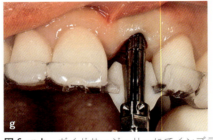
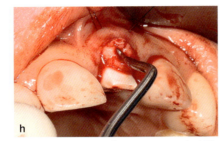
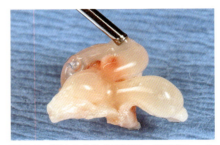

**図6-g、h** ガイドサージェリーにてインプラントを埋入。同日に最終アバットメントを設置し、結合組織移植を行った。

**図6-i** 移植する結合組織は、設置前にエムドゲインに2分間浸してから使用している。

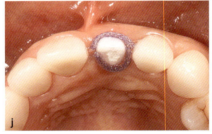
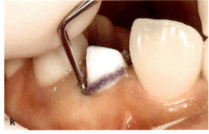
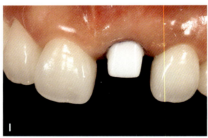
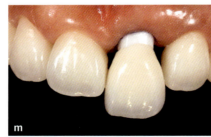

**図6-j〜m** 最終補綴装置装着の際には、コードを唇側・口蓋側に設置する。

クを回避できるからである。

当院では、リッジプリザベーションを行う際の骨補填材が同種骨であれば8ヵ月、異種骨であれば10ヵ月待つようにしている。そうしたのちに、Class I 様の骨に置換され、審美的な結果が容易に得られるようになる。避けられない粘膜の縦方向の減少に対しては、上顎結節からの結合組織で補償している。上顎結節からの結合組織は、口蓋側の結合組織よりファイバー線維に富んでおり、ボリュームの減少が少ないので上顎前歯部領域でのCTGに適している[5]。その反面、血流の関係で壊死しやすいため、必ず組織内面に設置し、外界とは交通させないのがポイントである。

続く補綴設計では、両隣在歯のコンタクトポイントの位置に注意が必要である。当院の上顎前歯部インプラント治療における補綴設計上のルールを**表2**に示す。

前歯部インプラント治療の難易度を変えるアプローチ　大多良俊光

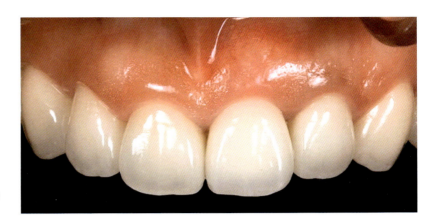

図6-n　最終補綴装置装着後2年の正面観写真。歯肉も減少することなく、口腔内で審美性を獲得したまま維持できている。

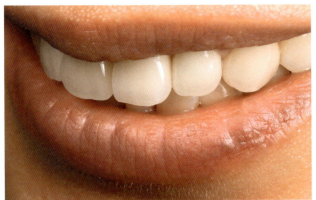

表2　前歯部インプラント治療における補綴設計のルール

①インプラント・天然歯間のコンタクトポイントは骨から4.5mm以下で設計する
②インプラント埋入ポジションは、口蓋側ではなくできるだけ天然歯相当部に埋入する
③結合組織は、口蓋側ではなく上顎結節から採取する
④埋入と同時に結合組織移植を行う
⑤条件が許せば、事前に最終アバットメントを用意しておく
⑥アナログもしくはコンピュータガイデッドサージェリー用ガイドを用意する
⑦移植する結合組織は、設置する前に2分間エムドゲインに浸ける

図6-o　患者は女優という職業でありながら、治療に大変満足している。

## おわりに

　本稿では、2つの症例を通して筆者の前歯部インプラント治療の変遷をご覧いただいた。正直に言うと、症例1を手掛けているときは当該患者からの予約が入るだけで気が重くなり、診療日が近づくにつれ胃の痛みが強くなっていった。苦い記憶である。

　現在、筆者が行っている手法は、手痛い失敗を経験したうえに辿り着いた、低侵襲なコンセプトに基づいている。自身の技術レベルや知識・経験を見極め、患者と術者双方に無理のないインプラント治療を実践していきたい。

### 参考文献

1. Brånemark PI, Zarb GA, Albrektsson T. Tissue-Integrated Prostheses. Chicago：Quintessence, 1985.
2. Dawson A, Chen S, Buser D. The SAC Classification in Implant Dentistry. Berlin：Quintessence Publishing, 2009.
3. Tan-Chu JH, Tuminelli FJ, Kurtz KS, Tarnow DP. Analysis of buccolingual dimensional changes of the extraction socket using the "ice cream cone" flapless grafting technique. Int J Periodontics Restorative Dent 2014；34(3)：399-403.
4. Nevins M, Camelo M, De Paoli S, Friedland B, Schenk RK, Parma-Benfenati S, Simion M, Tinti C, Wagenberg B. A study of the fate of the buccal wall of extraction sockets of teeth with prominent roots. Int J Periodontics Restorative Dent 2006；26(1)：19-29.
5. Otto Zuhr, Marc Hürzeler. 拡大写真で見る ペリオとインプラントのための審美形成外科．東京：クインテッセンス出版，2014．

# 正会員コンテスト

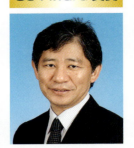

**OJ Award 受賞**

## デジタル化時代における顎運動の重要性—診査・診断3.0

甲斐智之　Satoshi Kai　（兵庫県、大阪府開業）

1992年　長崎大学歯学部卒業
1997年　かい歯科医院開業
2002年　医療法人翔己会南茨木プラザ歯科開業
2007年　医療法人翔己かい矯正歯科インプラントセンター開業
日本口腔インプラント学会専門医、AAP会員、CISJ会員、JSCO会員

### はじめに

一般に、臼歯を喪失し、インプラントを必要とする患者の多くは、左右の咬合バランスが崩れた結果、下顎偏位を生じていることが多い。開口時には顎関節部の運動障害が生じている同側に、下顎が偏位していくケースが一般的ではあるが、反対側に偏位しながら開口するケースもみられる。

このような複雑な下顎偏位を呈する症例において、どのような診査・診断が有効なのであろうか。今回はインプラントが介在している補綴治療にスポットを当てて考察したい。

### 下顎偏位の臨床的分類

歯根膜を欠いているインプラントは、荷重の大きさ、方向を認識する能力は低くなっており、残存組織に対して過大な力をかける可能性がある。したがってインプラント補綴は、天然歯以上に安定した咬頭嵌合位を与え、周囲組織に対して、力を分散することが望ましい[1]。

力の分散（＝下顎偏位の改善）を考えたとき、下顎骨にどのような力がどの方向に働き、現在の下顎位に至ったのかを分析することが重要である。そのため、CBCTと顎運動解析から得られたデータを元に前頭面と水平面に分けて考察をしている。以下に下顎偏位の臨床的な分類を示す（**図1**）。

これにより三次元的に複雑な下顎偏位を二次元的に捉え、治療ステップに反映することができる。

### 下顎偏位の診査・診断

**図2**に示すのはGibbsが示したチューイングサイクルである[2]。このような正常な咀嚼運動が可能であるためには、適正下顎位で咬頭嵌合していることが望ましい。

実際に顎運動解析機器からの正常な咀嚼運動を観察すると、下顎頭の運動軌跡が一定のリズムで作動していることがわかる。

しかし、下顎偏位が生じ、顎関節部に運動障害がある場合、一定のリズムはなく不規則なものとなる。顎機能運動から適正下顎位を考察するとき、複雑な回転滑走運動の組み合わせである咀嚼運動は、現在の下顎位の良し悪しの判断材料には

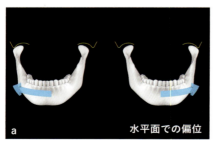

a　水平面での偏位

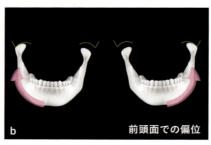

b　前頭面での偏位

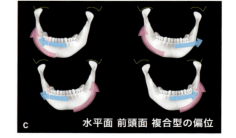

c　水平面 前頭面 複合型の偏位

図1-a〜c　下顎偏位の分類。水平面での偏位（**a**）、前頭面での偏位（**b**）、複合型の偏位（**c**）。

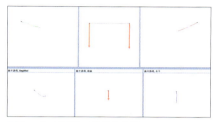
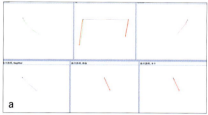

図2-a、b　Gibbsのチューイングサイクル[1]。**a**：作業側、非作業側は適切なタイミングでループを描いて運動している。**b**：下顎偏位が生じているとき規則性に欠ける。

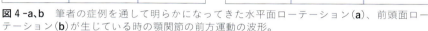

図3　前方運動の正常な波形。

図4-a、b　筆者の症例を通して明らかになってきた水平面ローテーション(**a**)、前頭面ローテーション(**b**)が生じている時の顎関節の前方運動の波形。

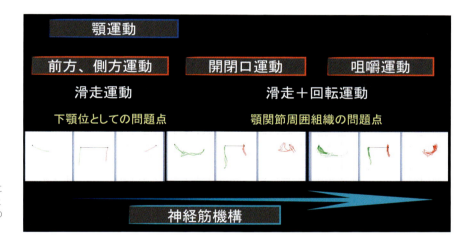

図5　前方運動、閉開口運動、咀嚼運動になるにつれて複雑な運動になる。それにともない神経筋機構の割合も増加して波形の読み取りが困難になる。

なるが、適正下顎位の診断に対して決定打にはなりにくい。なぜなら、関節円板組織の影響を受け、さらに神経筋機構の割合も増加して、適正下顎位としての読み取りが困難になるからである。

このようなことより回転運動を排除し、上関節腔の滑走運動における単純な前方、側方運動を通して、顎関節の運動障害を解析し、顎関節部の偏位状態を調べることにしている。

図3に示すのは、前方運動、左右側方運動であるが、顎関節部の運動障害がなければこのような正常な波形になるが、水平面ローテーション、前頭面ローテーションが生じている時の顎関節の前方運動の波形は図4のようになることが筆者の症例を通して明らかになってきた[3]。

## 下顎切歯と下顎頭の双方の運動をみる

一般的に下顎偏位を診査する場合、顔貌からオトガイが左右のいずれに偏位しているかを観察する。次に、開口時の下顎切歯の軌跡より運動障害が左右のどちらにあるのか判断することが多い。

次に挙げる2症例は、いずれも開口時には下顎切歯は左側に偏位している。しかし、この2症例は、下顎頭はまったく異なる運動をしており、異なる下顎偏位であることが先述した前方運動時の特徴を考察することで明らかになった。

したがって下顎切歯の偏位方向だけでなく、下顎頭の軌跡を診査することが重要である。

## ■ 正会員コンテスト

### 症例Ⅰ：水平面ローテーション症例

**患者年齢および性別**：63歳、女性　　　　**主訴**：咀嚼障害

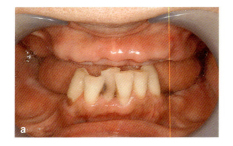
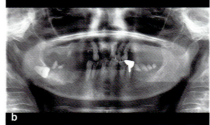

図6-a、b　初診時口腔内およびパノラマX線写真。

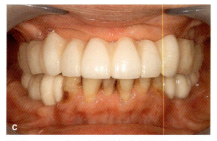
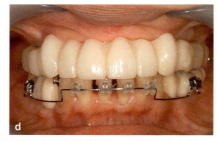
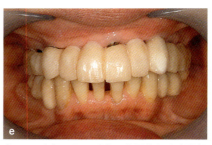

図6-c〜e　左から2016年4月20日、2016年9月19日、2017年12月19日の口腔内。臼歯部にインプラントを埋入し、垂直・水平的な咬合関係が確立された。また、適切なアンテリアガイダンス確立のために歯列矯正も行った。

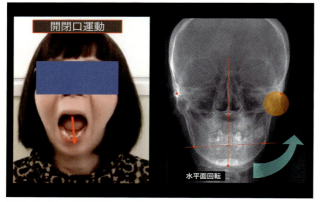

図6-f　開口時正面観、正面セファロより左側への偏位が認められた。

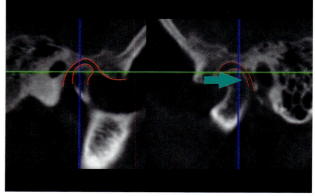

図6-g　左側下顎頭の後方への偏位が認められた。

### 症例Ⅰ

　患者は63歳、女性。咀嚼障害を主訴に来院した（図6-a、b）。このように咬合崩壊をきたし、下顎偏位を生じていると考えられる症例に対して、咬合器上で咬合高径を挙上するような処置で対応することは難しい。最初に臼歯部咬合支持を回復するためにインプラントを埋入した。垂直的な咬合高径を確立すると同時に、それに適応できる水平的な位置を確立し、下顎位を定めた（図6-c〜e）。

　この段階で簡単な開閉口運動の確認を行った（図6-f）。顔貌の正面からの観察で左側への偏位が認められたため、下顎位の改善を図る計画を立てた。このタイミングで下顎偏位のタイプ確認を行った。

　CBCTによる矢状面からの下顎頭のポジションの確認を行ったところ、左側下顎頭の後方へのコンプレッションが認められた。さらに正面セファロから、左側への下顎偏位が考

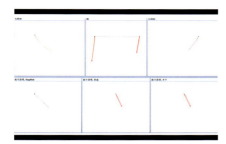
図6-h　下顎頭が右斜め前方、下顎切歯が左斜め前方に移動している。

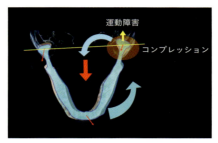
図6-i　左側下顎頭に一定の摩擦力が発生した結果、回転モーメントが生じ、このような運動となる。

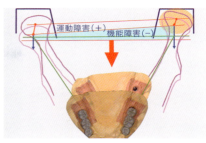
図6-j　臼歯咬合高径を挙上し、コンプレッションを除去し、運動障害を改善する。患者本人の開口訓練は必須である。

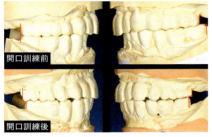
図6-k　運動障害が改善された後の下顎位は前下方に位置している。特に左側が顕著である。

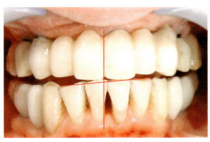
図6-l　ほぼ正確な前方運動が可能になった。

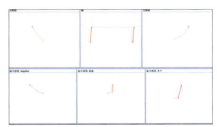
図6-m　下顎頭も正確な前方運動に近づいた。これは水平面ローテーションの改善を意味する。

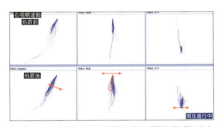
図6-n　処置後は下顎切歯の可動距離が広がり、ループ形状がされるようになった。

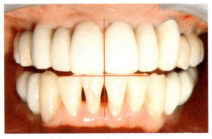
図6-o　未解決のわずかなローテーション修正のため、段階を踏んで最終補綴へと移行する。

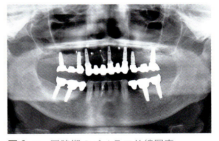
図6-p　同時期のパノラマX線写真。

えられた（**図6-g**）。さらに、前方運動を通して、水平面ローテーションの影響を受けている可能性が高くなった。

　下顎頭が右斜め前方に、そして下顎切歯は左斜め前方に移動している（**図6-h**）。これを次のように解析する。左水平面回転は左側下顎頭にコンプレッションを引き起こす。そうすると、前方運動の際に左側下顎頭が運動障害を受け、回転モーメントが生じ、斜め前方に運動することになる（**図6-i**）。

　この下顎偏位の改善方法を考察する。まずは左側下顎頭の運動制限の改善を図らなければならない。限界運動のトレーニングを行い、下顎運動の可動領域を増やすことが必要

である（**図6-j**）。1～2ヵ月後にはまっすぐに前方運動ができるまで回復したため、適正下顎位を求めることができた（**図6-k～n**）。実際は口腔内でのタッピングなどで確認し、咬合調整を行い、最終の咬頭嵌合位を決定した。運動障害がない一定のゾーンの中で下顎位を定め、咬頭嵌合を与えた。

　しかし、再度顎運動診査を行ったところ、問題は完全に解決されておらず、次の症例2で示す前頭面ローテーションが残存していることがこの時点でわかった。現在は前頭面ローテーションが改善され、最終補綴へと移行している（**図6-o、p**）。

## 正会員コンテスト

### 症例2：前頭面ローテーション

患者年齢および性別：52歳、女性　　　主訴：臼歯を喪失し、咀嚼改善を希望

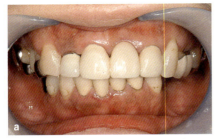
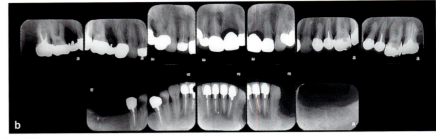

図7-a、b　初診時口腔内写真およびデンタルX線14枚法。

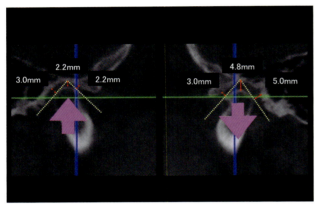

図7-c　CBCTによる画像診査。顎関節部は左右のバランスの違いから、前頭面ローテーションの可能性がある。

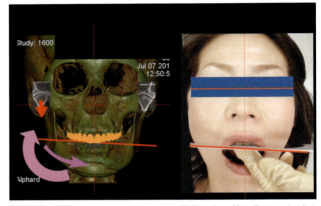

図7-d　同様のことがスケルタルと顔貌からも読み取ることができる。これらの診査情報より、咬合平面を水平にするとともに、下顎のローテーションの改善を考慮に入れ治療を進めた。

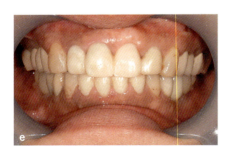
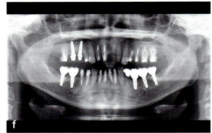

図7-e、f　改善された下顎位を予測してインプラント埋入を行った。上部構造で修正可能なポジションを特定することが重要である。

### 症例2

患者は52歳、女性。臼歯を喪失し、咀嚼改善を主訴に来院した（図7-a、b）。全顎的な歯周組織の破壊が認められた。下顎臼歯、右側上顎臼歯にはGBRを併用したインプラントを埋入し、他は天然歯における歯冠修復を行う計画を立てた。下顎偏位の可能性が高いため、CBCTによる画像診査を行った（図7-c、d）。

ローテーションを改善するには、まず臼歯部咬合支持を付与することがファーストステップになる。しかし、本症例のように適正下顎位でない場合、将来的に上部構造で補正可能な埋入ポジションを精査する必要がある。これらを考慮して、

デジタル化時代における顎運動の重要性―診査・診断3.0　甲斐智之

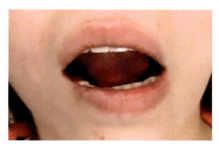

図7-g　バーティカルストップを与えただけでは下顎偏位は改善されなかった。

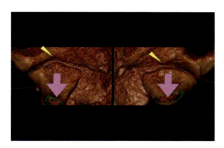

図7-h　3Dで観察すると下顎頭、下顎窩の形態変化がよくわかる。

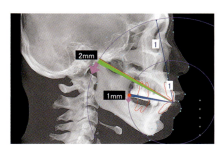

図7-i　下顎頭を2mm引き下げるためには臼歯部を1mm挙上する必要がある。

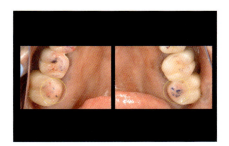

図7-j　7|7に識別可能なピンクレジンを1mmの高さで付与した。

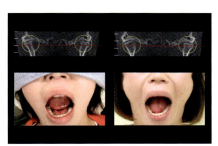

図7-k　顎関節の空隙が改善されるとスムーズな顎運動が得られた。

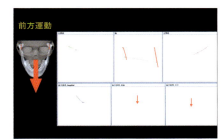

図7-l　スムーズな顎運動が得られたが、前方運動では下顎頭は運動初期には横ズレを起こし、斜め前方に滑走している。

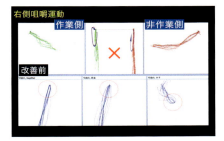

図7-m　下顎頭の動きは一定のリズムがなく、切歯の動きも終末位で収束していない。

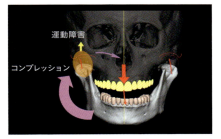

図7-n　右側下顎頭にコンプレッションがあり、開口時に運動障害を起こして回転力となり、斜め前方に移動している。

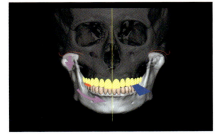

図7-o　微小なローテーションが残っているため、7にレジンを添加して改善を図った。

一次埋入手術を行った(図7-e、f)。

　術後観察において右前頭面ローテーションが疑われ、通法の治療に則り、プロビジョナルを装着した。顎運動に問題がなければ、最終補綴へと移行していくが、実際の開閉口運動を観察すると偏位が見られた。したがって、現時点での顎関節の3D診査を行った。

　その結果、プロビジョナルを装着し、バーティカルストップを与えたにもかかわらず、顎関節部は狭窄しており、1mm以下になっている箇所があることがわかった(図7-g、h)。そのため、下顎頭を引き下げ、関節空隙を獲得する方針を立てた(図7-i)。

　臼歯部に咬合支持を獲得しただけではスムーズな顎運動はできないが、顎関節の空隙量が改善されるとスムーズが顎運動が認められるようになった(図7-j、k)。しかし、最終補綴装置作製へ移るにあたり、再度顎機能検査を行い、微小な下顎偏位の確認を行った(図7-l、m)。咀嚼運動はリズミカルな下顎頭の動きは得られず、下顎切歯はワイドな動きであった。

　前方運動を確認したところ、下顎頭が運動初期少し横運動して斜め前方に滑走し、下顎切歯ほぼストレートに移動していた(図7-n)。先述した水平面ローテーションと同じく回転

129

## 正会員コンテスト

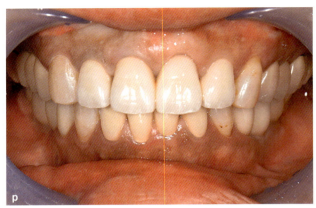
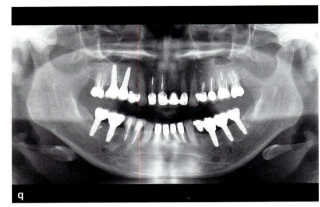

図7 -p、q　術後の口腔内およびパノラマX線写真。審美的にも機能的にも満足できる結果を得ることができた。天然歯、インプラント周囲辺縁支持骨の連続性が確立されている。

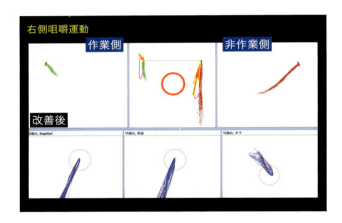

図7 -r　術後は下顎切歯、下顎頭ともに良好な動きになった。わずかな下顎位の変化が顎運動を大きく改善させた。

ローテーションにより斜め前方に偏位するが、わずかな偏位のため、横ズレ程度の動きが運動初期に見られる。これが前頭面でのローテーションの特徴である。すなわち、最終補綴へと移行してはいけない。

これに対して、7|の咬合面にレジンを添加して前頭面回転の改善を図った（図7 -o）。反対側で咬合紙が確実に咬合していることを確認した。数日後、すべての歯が緊密に接触しているのを確認し、再度顎機能の確認を行った。

前方運動、左右側方運動が正確にできるようになり、チューイングサイクルからは下顎切歯の収束およびリズミカルな下顎頭の軌跡を確認することができた。これらのことを確認したうえで、最終補綴へ移行した（図7 -p〜r）。

## おわりに

下顎偏位は水平面と前頭面の複雑な組み合わせで生じていることが多い。下顎切歯の動きからだけでは原因がよくわからず、いたずらに咬合調整を繰り返すことになる。しかし、顎関節の前方、側方運動を診査することで下顎骨に加わっている力方向を理解することができ、水平面、前頭面でのローテーションの特徴を理解しながら調整を行うことは、治療の見通しがよくなるものと思われる。

### 謝辞

稿を終えるにあたって、JIADS Study Club Osaka（JSCO）会員の皆様と画像をご提供頂いた和田精密歯研（株）に深く感謝申し上げます。

### 参考文献

1. Bhatnagar VM, Karani JT, Khanna A, Badwaik P, Pai A. Osseoperception: An Implant Mediated Sensory Motor Control- A Review. J Clin Diagn Res 2015；9(9)：ZE18-20.
2. Gibbs CH, Lundeen HC. Jaw movements and forces during chewing and swallowing and their clinical cance. In: Lundeen HC, Gibbs CH (eds). Advances on occlusion. Boston: John Wright, 1982；2-32.
3. 甲斐智之. 下顎偏位の原因追及とアプローチ　ねじれた偏位をどう捉える？ the Quintessence 2018；37(8)：174-190.

# 歯科衛生士セッション
## レポート

井辻佐知

Sachi Itsuji

# 歯科衛生士セッションレポート

## インプラントメインテナンスにおける
## 歯科衛生士の役割について語られる

井辻佐知　Sachi Itsuji　（牧草歯科医院）

2018年7月28、29日の両日、京王プラザホテル札幌（北海道）においてOJ年次ミーティングが開催された。歯科衛生士セッションは2日目の29日に行われ、4名の演者が登壇した。

最初に登壇した井上 和氏（生涯学習開発財団認定コーチ・歯科衛生士）は「何よりも害をなすべからず　インプラントと30年『インプラントでいいですか？』」と題して講演を行った。

井上氏は、欠損した部位にインプラントを行うことがベストなのかどうかを、しっかりと患者に説明することが大切であると述べた。

また、歯科医師の技量やインプラントの埋入位置、上部構造の形態などによってインプラントの予後に変化があることについても言及。さらに、治療後のメインテナンスにおいて、歯科衛生士のかかわり方によって、予後に大きな差が出ると、氏の30年の臨床経験に基づいて解説した。

講演最後には、インプラント治療を行う前に、まずは天然歯を守ることが大事であり、インプラントも天然歯と同様に歯科衛生士が守っていかなければならない、とメッセージを送った。

岩﨑美和氏（木津歯科・歯科衛生士）は「インプラント上部構造の材質に適した超音波スケーラーチップの選択」と題して講演を行った。

岩﨑氏は、インプラント上部構造、アバットメント、超音波スケーラーチップの材質・硬度に着目し、超音波スケーラーでの摩耗試験を行い、インプラント上部構造に適した超音波チップについて報告した。純チタンに対しては損傷を最低限にするためにプラスチック製チップを使用し、ジルコニアに対しては基本的にはプラスチック製チップを使用し、プ

ラスチック製チップでは除去できないほど固着または積層された歯石などでは、金属チップの使用を検討するとした。

また、ジルコニアにおける口腔内細菌の付着特性をチタンと比較した結果、ジルコニア上での細菌付着と増殖傾向はチタンと同等であったと述べた。そのため、口腔内のプラークを完全に除去するには限界があることから、清掃性が悪くなりやすい症例では、上部構造をスクリュー固定とし、口腔外で研磨できる上部構造を作製することが大切であるとした。

黒川 綾氏（株式会社プラスアルファ・歯科衛生士）は「インプラントサポートにおいて重要なこと〜患者自らの意思で来院するようになる誘導から実践まで〜」と題して講演した。

歯科衛生士は、基本治療時から患者にメインテナンスの必要性や天然歯保存の重要性について説明することが重要だと述べた。そして、インプラント埋入前に歯科衛生士による歯周基本治療がしっかり行えていることが必要で、そのためには患者の意識改革が不可欠であることを強調した。

また、最近ではインプラント周囲炎という新たな問題が出現しているが、インプラントは天然歯とは構造が異なり、上皮性付着と結合組織性付着の様式に大きな違いがあるため、天然歯とインプラントの生物学的幅径（Biologic Width）を理解したうえで、インプラント維持療法を行う必要があると述べた。そして、インプラントのメインテナンスでは、肉眼的な炎症所見やX線所見がなく出血や排膿がなければ、指や鈍的な器具で粘膜を押し、問題がなければプロービングは行わないと説明した。また、インプラント治療におけるエアフローの有効性についても言及した。

最後に、インプラントの維持安定には、臨床的問題点が発現していない状態で歯科衛生士がサポートを続けることが重

インプラントメインテナンスにおける歯科衛生士の役割について語られる　井辻佐知

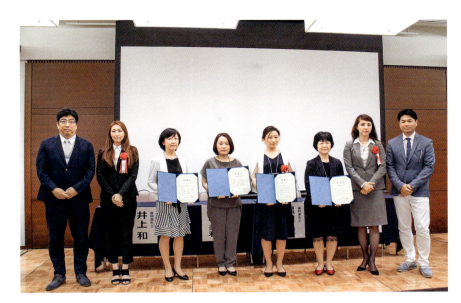

講演後、一堂に会して。左より瀧野裕行副会長、丸橋理沙氏(座長)、井上 和氏、岩﨑美和氏、黒川 綾氏、西東聖子氏、田丸友貴氏(座長)、白土 徹氏(司会)。

要であることを訴えた。

　最後の演者となった西東聖子氏(みかみ歯科矯正歯科医院・歯科衛生士)は、「インプラントと天然歯のメインテナンス」と題して講演した。

　インプラントと天然歯の違い、インプラント周囲疾患のリスクファクター、インプラント治療におけるメインテナンス(SPT)の位置付けと歯科衛生士の役割などについて解説した。

　黒川氏と同じく、天然歯とインプラントの周囲組織の違いについて患者に説明し、初診時からメインテナンスの重要性を理解してもらうことが大切だとした。インプラント治療部位のみならず、天然歯のケアを含めた一口腔内単位でのメインテナンスが必要だとも述べた。インプラントメインテナンス時においては、綿球でインプラント周囲粘膜を押して炎症の程度を確認し、必要な時のみプロービングを行うとしたのも、黒川氏とまったく同じであった。

　今回の4名の講演では、まず天然歯を守ることが重要であり、基本治療時からメインテナンスの必要性をしっかりと患者に説明し、患者の意識を変えることが大切だと述べられた。また、天然歯周囲組織とインプラント周囲組織の違いを歯科衛生士自らが理解したうえで、メインテナンスを行うことが大切だと説明された。

　筆者は本セッションから、歯科衛生士から積極的に歯科医師や歯科技工士に対して上部構造の形態や材質について提案することが必要であり、メインテナンスを行いやすい口腔内環境を整えることが欠かせないと感じた。プロビジョナルレストレーションの段階から清掃性の良い形態を考え、スタディモデルなどを使用してOHI(Oral Health Instruction)を行うことで、インプラント治療後の予後は安定すると考えられる。

　歯科衛生士の業務である歯科予防処置、歯科保健指導、歯科診療補助は、いずれもインプラント治療において必要な業務である。今後もインプラントの維持管理に携わっていき、少しでも多くのインプラントの長期的な安定に貢献したい。

# ■おわりに：副会長の言葉

(五十音順)

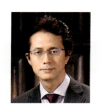

### OJ 副会長 石川知弘　Tomohiro Ishikawa

　第17回年次大会は初めての北海道開催であったが、北所委員長をはじめとする実行委員会のご尽力によって多くの参加者があり、懇親会も含めて忘れがたい大会となった。過去2回の周囲組織のマネジメントに続き今回はインプラント補綴をテーマとして、最新のデジタル機器、マテリアルの応用、そして長期症例から得られた知見について教育講演とシンポジウムが行われた。インプラントを適切に機能させ患者の人生に役立てるために必要な多くの示唆が与えられた。

　来年は、南カリフォルニア大学のDaftary先生をお招きして、さらにこの課題について探求したい。すばらしい講演、発表をしていただいた先生方に感謝いたします。

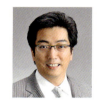

### OJ 副会長 瀧野裕行　Hiroyuki Takino

　夏晴の北海道にて第17回年次ミーティングが石川大会長のもと盛大に開催された。北所委員長をはじめ市岡副委員長、千葉副委員長ほか北海道在住の実行委員の先生方の多大なるご尽力によって成功裏に終えることができた。

　今回、インプラント補綴をテーマに掲げ、会員・正会員発表に始まりシンポジウム、教育講演にいたるまで興味深く有意義な内容であった。デジタルデンティストリーの理解が深まっただけでなく、いかにデジタルソリューションが進歩しようとも、歴史に裏打ちされたエビデンスや確かな技術、つまりアナログの重要性も再確認することができた。歯科衛生士セッションでも非常に質の高い講演が行われ大盛況の中幕を閉じた。

　三好会長をはじめ、ご尽力いただきました方々、また協賛企業の皆様にも厚く御礼申し上げます。

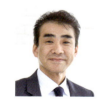

### OJ 副会長 松島正和　Masakazu Matsushima

　焼けつくような日差しがまぶしい夏の北海道札幌市において第17回OJ年次ミーティングは「インプラント補綴」をテーマとして開催された。今年は三好会長のもと、石川知弘先生が大会長を務め、参加人数総勢250名を超える大盛況の学術大会となった。

　1日目には恒例の会員発表、正会員コンテストが行われ、2日目には2つのシンポジウムと、OSCSCよりKent T. Ochiai先生を招き教育講演が行われた。「インプラント補綴」に対する理解を深める大変有益な2日間となった。2日目の歯科衛生士セッションでは、レベルの高い講演と質疑応答が行われた。

　三好会長をはじめ、ご尽力いただいた企画委員、北所実行委員長はじめ実行委員の先生方、また協賛企業の皆様にも厚く御礼申し上げます。

# 口の中がわかる ビジュアル歯科口腔科学読本

監修　全国医学部附属病院歯科口腔外科科長会議

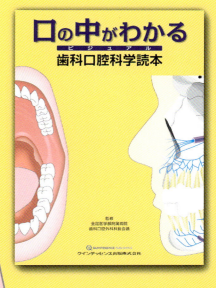

**医療関係者が知っておくべき、今もっとも気になる"口の中"がわかる本!**

わかりやすいイラストと症例写真を中心に一目で理解できるように、本文を排して箇条書きの短文で読みやすく、各項目のエッセンスが目に飛び込んでくるように制作された新感覚のテキスト。

症候から疾患にたどり着けるフローチャートも用意されているので、医歯薬学系学生だけでなく、歯科臨床の現場でも辞書代わりに活用できる。加えて、現在注目されている歯科と全身の関連にも詳しく言及。

歯科口腔科学を知るには、この1冊で決まり!

●サイズ:B5判　●192ページ　●定価　本体5,500円(税別)

## クインテッセンス出版株式会社

〒113-0033　東京都文京区本郷3丁目2番6号　クイントハウスビル
TEL. 03-5842-2272（営業）　FAX. 03-5800-7592　https://www.quint-j.co.jp/　e-mail mb@quint-j.co.jp

10年の歳月を経て生まれ変わった……

# 新版 4-Dコンセプトインプラントセラピー

## 審美性と機能性獲得に必要な組織保存と再建のテクニックとそのタイミング

### 石川 知弘／船登 彰芳 著

4か国語に翻訳された前著から10年．新版となる本書は，長期症例を提示しながら当時のインプラント治療に検証を加え，多くの文献や症例とともに抜歯即時埋入から歯槽堤保存，注目のSocket Shield Techniqueをはじめとする Partial Extraction Therapy，GBR，ソフトティッシュマネジメントのテクニック，矯正治療との連携，無歯顎患者への Computer Guided Surgery までを網羅．1,400枚超の写真で綴る圧巻の手技は，審美インプラント治療をめざす全歯科医師必読といえる．

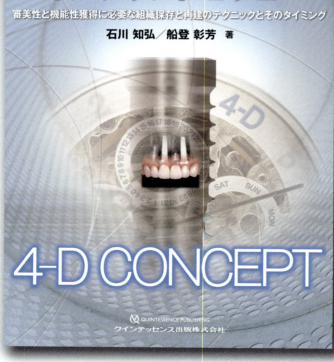

### CONTENTS

- **CHAPTER1** 4-Dコンセプト&戦略
- **CHAPTER2** 三次元的埋入位置とスペースマネジメント
- **CHAPTER3** 審美領域におけるTotal Extraction Therapy: その検証と進化—抜歯即時埋入・歯槽堤保存—
- **CHAPTER4** 審美インプラント治療における Partial Extraction Therapyの検証とその進化
- **CHAPTER5** GBRの進化とその臨床的意義
- **CHAPTER6** インプラント周囲軟組織のマネジメント
- **CHAPTER7** インプラント治療と矯正治療の連携
- **CHAPTER8** 4-D Conceptによる無歯顎に対するインプラント治療 — Computer Guided Surgery の応用—

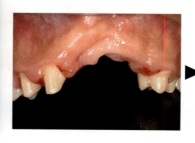 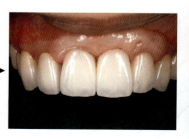

●サイズ:A4判　●304ページ　●定価　本体18,000円（税別）

### クインテッセンス出版株式会社
〒113-0033　東京都文京区本郷3丁目2番6号　クイントハウスビル
TEL 03-5842-2272（営業）　FAX 03-5800-7592　https://www.quint-j.co.jp　e-mail mb@quint-j.co.jp

「ペリオドンタルプラスティックサージェリー」シリーズ完結！

# 3Dイラストで見る ペリオドンタルプラスティックサージェリー

## インプラント・ポンティック編

### エビデンスに基づいた外科手技・補綴処置

監修：中田光太郎 / 木林博之

著者：岡田素平太 / 小田師巳 / 園山 亘 / 山羽 徹

## インプラント外科・補綴手技のステップを解説したチェアサイドに必携の一冊！

2017年発刊の『3Dイラストで見るペリオドンタルプラスティックサージェリー 天然歯編』に続く、大好評書籍『エビデンスに基づいたペリオドンタルプラスティックサージェリー イラストで見る拡大視野での臨床テクニック』のstep by stepでの3Dイラスト版。外科手技・補綴処置をエビデンスにそって解説し、さらに普段見ることのできないエキスパートたちのテクニックを、わかりやすい3Dイラストによって余すことなく披露している！

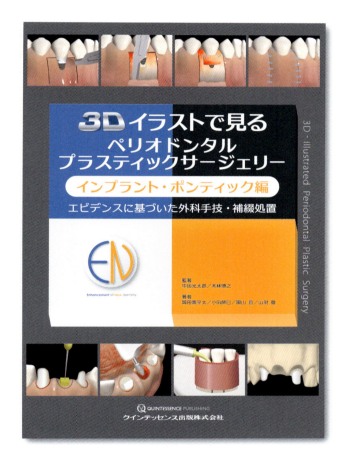

EN(Enhancement of New dentistry)主宰
中田光太郎氏執筆！

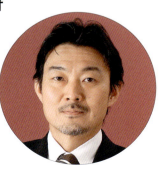

大好評ペリオドンタルプラスティックサージェリーシリーズ

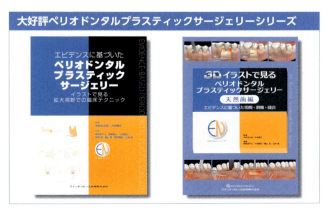

QUINTESSENCE PUBLISHING 日本　●サイズ：A4判　●152ページ　●定価　本体16,500円（税別）

クインテッセンス出版株式会社

〒113-0033　東京都文京区本郷3丁目2番6号　クイントハウスビル
TEL. 03-5842-2272（営業）　FAX. 03-5800-7592　https://www.quint-j.co.jp/　e-mail mb@quint-j.co.jp

クインテッセンス出版の書籍・雑誌は、歯学書専用
通販サイト『歯学書.COM』にてご購入いただけます。

PCからのアクセスは…
歯学書 検索

携帯電話からのアクセスは…
QRコードからモバイルサイトへ

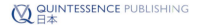

別冊 Quintessence DENTAL Implantology
最新インプラント補綴―デジタルとアナログの融合―
オッセオインテグレイション・スタディクラブ・オブ・ジャパン
17thミーティング抄録集

2019年2月10日　第1版第1刷発行

監　　修　　三好敬三
　　　　　　（みよしけいぞう）

編　　集　　寺本昌司 / 岩田光弘 / 小川洋一 / 勝山英明 /
　　　　　　（てらもとまさし）（いわたみつひろ）（おがわよういち）（かつやまひであき）
　　　　　　高井康博 / 中川雅裕 / 松井徳雄
　　　　　　（たかいやすひろ）（なかがわまさひろ）（まついとくお）

発 行 人　　北峯康充

発 行 所　　クインテッセンス出版株式会社
　　　　　　東京都文京区本郷3丁目2番6号　〒113-0033
　　　　　　クイントハウスビル　電話(03)5842-2270(代表)
　　　　　　　　　　　　　　　　(03)5842-2272(営業部)
　　　　　　　　　　　　　　　　(03)5842-2273(編集部)
　　　　　　web page address　https://www.quint-j.co.jp/

印刷・製本　サン美術印刷株式会社

©2019　クインテッセンス出版株式会社　　　　禁無断転載・複写
Printed in Japan　　　　　　　　　　　　　落丁本・乱丁本はお取り替えします
ISBN978-4-7812-0664-6　C3047　　　　　　定価は表紙に表示してあります